AF476466

ÉTUDES ETHNOLOGIQUES

SUR

LA TAILLE ET LE POIDS DE L'HOMME

CHEZ DIVERS PEUPLES;

ET SUR L'ACCROISSEMENT DE LA TAILLE ET DE L'APTITUDE MILITAIRE
EN FRANCE.

Par J.-Ch.-M. BOUDIN,
Médecin en chef de l'hôpital militaire Saint-Martin,
Officier de la Légion d'honneur, Commandeur de l'ordre de François-Joseph,
Officier de l'ordre des SS. Maurice et Lazare d'Italie, etc.

PARIS
LIBRAIRIE DE LA MÉDECINE, DE LA CHIRURGIE ET DE LA PHARMACIE MILITAIRES
VICTOR ROZIER, ÉDITEUR,
Rue Childebert, 11.
Près la place Saint-Germain-des-Prés.

1863

Imprimerie de Cosse et J. Dumaine, rue Christine, 2.

ÉTUDES ETHNOLOGIQUES

SUR LA

TAILLE ET LE POIDS DE L'HOMME

CHEZ DIVERS PEUPLES.

L'expérience prouve qu'au-dessous d'une certaine taille, dont la mesure varie selon la race et la nationalité, l'homme est essentiellement impropre au métier des armes. Aussi, chez tous les peuples anciens et modernes, un minimum de taille a-t-il toujours figuré parmi les principales conditions d'admissibilité au service militaire. A ce titre, l'étude de la taille de l'homme, déjà si importante au point de vue ethnologique, se présente avec un intérêt spécial, politique et militaire, que l'on ne saurait méconnaître.

Dans l'ancienne Rome, la taille la plus petite dont il soit fait mention est celle de 5 pieds et demi, qui équivalent, d'après d'Anville et Barthélemy, à 5 pieds et un demi-pouce de France ou 1 mètre 638. Le grammairien Dosithée (1) nous a conservé une conversation entre l'empereur Adrien et un jeune homme qui demandait son admission dans la garde : « Quelle taille as-tu ? » demande l'empereur, ποῖον μῆκος ἔχεις; cinq pieds et demi, πέντε πόδας καὶ ἥμισυ, répond le jeune homme. » Adrien ordonne son incorporation dans la garde, avec promesse de le faire passer après trois ans de service, dans la garde prétorienne, s'il se conduit en brave soldat : ἐαν καλὸς ἔση στρατιώτης.

L'instrument servant à mesurer la taille, c'est-à-dire la toise, se nommait *incoma* ou *incuma*, peut-être à cause des entailles, κομματα, qui indiquaient les pieds et les pouces. On trouve la première trace de ce mot dans les actes du martyr Saint-Maximilien, qui eut lieu sous Dioclé-

---

(1) *Sentent. Hadriani*, l. III.

tien, en 295. Le proconsul ordonne d'appliquer Maximilien à la toise ; *apta illum ;* l'officier du recrutement, après avoir obéi, fait la déclaration suivante : *habet pedes quinque uncias decem.*

Une loi de Valentinien fixe en ces termes la taille du soldat : *In quinque pedibus et septem unciis usualibus delectus habeatur* (1). Déjà cette mesure correspond à 1 mètre 665 millimètres de France. Végèce parle d'une taille de 5 pieds 4 pouces 2 lignes, comme représentant la moyenne de la taille des fantassins des premières cohortes. Néron exigea la taille de 6 pieds pour l'admission dans la légion appelée *phalange d'Alexandre* (2), destinée à faire campagne en Asie.

A Rome, l'âge requis pour le service militaire était celui de 17 ans (3) ; dans le cas d'engagement volontaire avant cet âge, le temps du service ne comptait qu'à dater du jour où l'homme avait atteint sa 17ᵉ année. Il ne fut dérogé à cette règle que lors de la seconde guerre punique (4), pendant laquelle les tribuns proposèrent au peuple de compter comme service le temps passé sous les drapeaux avant l'âge légal. Après la bataille de Cannes, on enrôla sans distinction d'âge (5) : *Quosdam prætextatos scribunt*, dit Tite-Live. L'obligation militaire, l'obligation du service, s'étendait, dans les circonstances ordinaires, de 17 à 45 ans ; dans les cas extraordinaires, de 17 à 60 ans. Comme motif d'exemption, un certain Ligustinus, dont parle Tite-Live, invoque son âge, *major sum annis quinquaginta* (6). Sous la république, il suffisait d'avoir servi 20 ans dans l'infanterie ou 10 ans dans la cavalerie, depuis l'âge de 17 jusqu'à celui de 45 ans (7) ; alors il fallait avoir fait dix campagnes

(1) *Cod. Theodos*, l. VII, tit. 13. — Le mot *uncia usualis* se rapporte au *pes monetalis* dont l'étalon était déposé à Rome dans le temple de Junon-Moneta, de même que l'étalon de l'amphore était déposé au Capitole, et celui des mesures de poids, dans le temple d'Ops.

(2) *Sueton. in Neron.* c. 19.

(3) Dionys-Halicarn., l. IV.

(4) Tite-Live, liv. XXV, c. 5.

(5) L. XXII, c. 57.

(6) L. XLII, c. 34.

(7) Polyb., l. VI, c. 4.

pour pouvoir occuper une magistrature. Sous Auguste, un militaire ne pouvait quitter l'armée avant d'avoir accompli 20 années de service. On voit, dans Tacite, les vétérans se plaindre d'être retenus sous les drapeaux après 30, et même après 40 ans de service (1). Après 45 ans d'âge, les hommes rappelés au service exceptionnellement prenaient le titre de *evocati*. Sous les empereurs, l'âge pour l'admission au service fut fixé, tantôt à 16 et tantôt à 20 ans (2). L'empereur Adrien était entré au service à quinze ans.

D'après Tite-Live, il fut décrété, pour la guerre de Macédoine, qu'il n'y aurait pas d'exemption pour les hommes âgés de moins de 50 ans : *Nulli qui non major annis quinquaginta esset vacationem militiæ esse.* En 354, on enrôla non-seulement les *juniores*, c'est-à-dire les hommes de 17 à 45 ans, mais encore les *seniores*, de 45 à 60 ans, et on leur confia la garde de la ville (Varron). Un passage fort intéressant de César (Bell. Gall., I, 29), nous apprend que l'on trouva dans le camp des Helvétiens, des registres indiquant nominativement (*nominatìm*) le nombre des hommes en âge de porter les armes, et séparément (*separatìm*) celui des enfants, des vieillards et des femmes. Le nombre des premiers était de 92,000; le total de tout sexe et de tout âge était de 368,000, nombre remarquablement justificatif de l'opinion moderne, d'après laquelle on évalue le chiffre de toute une population en multipliant par 4 le chiffre des hommes en état de porter les armes (3).

Une ordonnance de Louis XIV du 26 janvier 1701 avait fixé le minimum de la taille à 5 pieds, c'est-à-dire à 1 mètre 624 millimètres.

De 1799 à 1803, le minimum de la taille resta fixé à 1 mètre 598 millimètres; en 1804, on l'abaissa à 1 mètre 544 millimètres (4 pieds 9 pouces), et ce minimum fut maintenu jusqu'à la Restauration. La loi du 10 mars 1818 porta le minimum de la taille à 1 mètre 570 millimètres;

(1) *Annal.*, l. I, c. 17.
(2) *Cod. Theodos.*, l. VI et VII.
(3) Dureau de la Malle, *Econ. polit. des Romains*, Paris, 1840.

celle du 11 décembre 1830 le fit descendre à 1 mètre 540; enfin la loi du 11 mars 1832 remonta le minimum de la taille à 1 mètre 560 millimètres, et, depuis lors, ce minimum n'a pas été modifié (1).

Sous l'empire de la loi du 10 mars 1818, c'est-à-dire avec un *minimum* de taille de 1 mètre 57 centimètres (4 pieds 10 pouces, ancienne mesure), la taille moyenne des classes de 1818 à 1828, a été de 1 mètre 657 millimètres (5 pieds 1 pouce 2 lignes), et celle de l'armée de 1 mètre 670 millimètres (5 pieds 1 pouce 8 lignes). Alors le terme moyen des exemptés sur chaque classe, pour défaut de taille, était de 20,515. La loi du 21 mars 1832, ayant réduit la taille à 1 mètre 56 centimètres (2), le terme moyen de ces exemptés, sur chaque classe, ne fut plus que de 15,325. Ainsi se trouva diminuée la disproportion fâcheuse de 4 jusqu'à 28 p. 0/0 que présentaient dans les divers départements, les réformes par défaut de taille (3).

Cette réduction augmenta en même temps les ressources de la population recrutable de 5,190 hommes par contingent. Mais, à côté de ces avantages, se trouvèrent de graves inconvénients dans l'intérêt de l'institution militaire. En

---

(1) On lit à la page 132 du *Compte rendu sur le recrutement de l'armée*, publié en 1835 : Le minimum de la taille, qui était de 1m,570 avant 1830, a été réduit pour la classe de 1830, à 1m,540 (4 pieds 9 pouces) par la loi du 11 décembre 1830, et à 1m,560 (4 pieds 9 pouces 7 lignes et demie) pour la classe de 1831 et 1832, par la loi du 21 mars 1832. » Il résulte de là que la taille actuelle de 1m,560 a été appliquée pour la première fois à la classe de 1831.

(2) Cet abaissement de *un centimètre* fut introduit par un amendement de la commission de la Chambre des députés. Le Gouvernement pensait au contraire que la taille moyenne de la population *recrutable* étant de 4 pieds 11 pouces 8 lignes, on pouvait, sans inconvénient, revenir au *minimum* de la loi du 10 mars, tant qu'on ne serait pas obligé de lever un trop grand nombre de soldats à la fois. Que si, au contraire, les circonstances exigeaient des moyens de recrutement extraordinaires, rien n'empêcherait de faire, dans la loi du vote annuel du contingent, une nouvelle exception en faveur de la classe appelée. (Exposé des motifs.)

(3) Nous empruntons les détails qui suivent aux *Comptes rendus* sur le recrutement de l'armée, fascicule de 1835.

effet, chaque année, 5,190 hommes ayant moins de 1 mètre 57 centimètres (4 pieds 10 pouces) fûrent placés, par les conseils de révision, dans le contingent. Aussi la taille moyenne des classes de 1831 à 1833 ne fut-elle plus que de 1 mètre 652 millimètres (5 pieds 1 pouce), c'est-à-dire 5 millimètres (2 lignes) au-dessous de toutes les autres.

Enfin, une diminution d'environ 10 pour 0/0 eut lieu sur les hommes de 1 mètre 679 millimètres à 1 mètre 733 millimètres (5 pieds 2 pouces à 5 pieds 4 pouces), destinés à recruter les armes spéciales. Lorsque la loi du 11 décembre 1830 prescrivit un abaissement dans la taille de 3 centimètres (1 pouce 1 ligne 2,989[es]), les inspecteurs généraux élevèrent des plaintes ; ils firent connaître que le recrutement des armes spéciales deviendrait impossible, que d'ailleurs les hommes admis par les conseils de révision ne rachetaient pas toujours la petitesse de leur taille par la force de leur constitution.

Ce qui est surtout digne de remarque, c'est que l'abaissement de 3 *centimètres* (1 pouce 1 ligne 2,989[es]), dans son *minimum*, par la loi du 11 décembre 1830, n'avait produit qu'une très-légère augmentation dans la population recrutable, si on la compare à celle qui résulte de la diminution d'*un centimètre* (4 lignes 4,330[es]), prescrite par la loi du 21 mars 1832. En effet, lorsque le *minimum* était de 1 mètre 57 centimètres (4 pieds 10 pouces), le terme moyen des exemptés pour défaut de taille, était de 20,515. Réduit à 1 mètre 56 centimètres (4 pieds 9 pouces 7 lignes), il n'y eut plus que 15,325 exemptés, et cependant le nombre moyen des hommes visités resta à peu près le même dans toutes les classes. Mais, abaissé à 1 mètre 54 centimètres, il y eut encore 12,711 exemptions pour défaut de taille (1), ce qui démontre qu'à ce *maximum* de réduction, la population recrutable n'est augmentée que de 7,804 hommes, c'est-à-dire de 2,614 hommes de plus que si la

(1) Compte numérique et sommaire sur les jeunes gens de la classe de 1830, arrêté d'après la situation où ces jeunes gens se trouvaient au 22 mars 1831, jour de la clôture de la liste départementale du contingent.

taille n'avait été abaissée que d'un centimètre (4 lignes 4,330[es]) (1).

Le minimum de la taille fixé par la loi du 21 mars 1832 à 1m56 n'ayant subi aucune modification, il nous a paru digne d'intérêt d'étudier les modifications qu'a pu subir en France la taille de l'homme parvenu à l'âge du service militaire. Or, en comparant les classes depuis celle de 1831, la première à laquelle on ait appliqué les dispositions de la loi dont il s'agit, jusqu'à celle de 1860, la dernière dont il soit fait mention dans les *Comptes-rendus sur le recrutement;* en comparant, disons nous, pour les trente classes, depuis 1831 à 1860, le nombre des jeunes gens exemptés pour défaut de taille à celui des hommes examinés par les conseils de révision, nous avons obtenu le résultat suivant :

***Tableau du nombre des exemptions prononcées pour défaut de taille sur* 10,000 *examinés, pendant une période de trente années* (*classes de* 1831 *à* 1860).**

Classes.	Exemptés pour défaut de taille sur 10,000 examinés.	Classes.	Exemptés pour défaut de taille sur 10,000 examinés.
1831	928	1846	603
1832	899	1847	858
1833	874	1848	706
1834	842	1849	666
1835	831	1850	623
1836	827	1851	596
1837	791	1852	618
1838	758	1853	560
1839	717	1854	687
1840	784	1855	688
1841	726	1856	630
1842	729	1857	638
1843	706	1858	617
1844	686	1859	580
1845	678	1860	594

(1) M. Virey, député (*Moniteur* de 1831, pag. 1017 à 1018), proposait d'abaisser la taille à 1m,55 pour toute la France, et à 1m,54 pour les départements de la Creuse, de l'Allier, des Côtes-du-Nord, du Finistère, de la Dordogne, de la Haute-Garonne, du Tarn et du Puy-de-Dôme. Il espérait que, dans les *appels même peu considérables, on trouverait* 20,000 *hommes de plus* pour la population recrutable. L'expérience prouve que M. Virey se trompait de près des deux tiers, puisqu'en abaissant la taille pour toute la France à 1m,54, on n'a eu qu'une augmentation de 7,804 hommes.

TABLEAU

DU NOMBRE DES EXEMPTIONS POUR DÉFAUT DE TAILLE SUR 10,000 JEUNES GENS EXAMINÉS.

Pendant une période de trente années.

Classes de 1831 à 1860 inclusivement (trente ans);

par Mr BOUDIN.

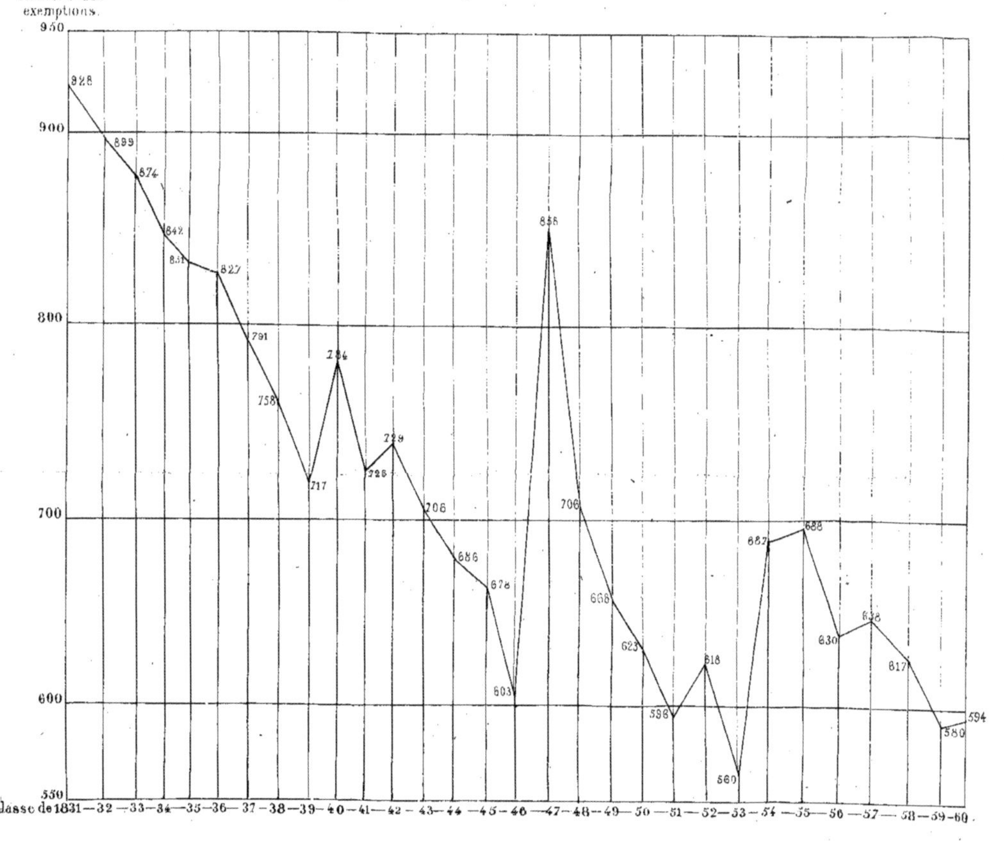

TABLEAU

DU NOMBRE DES JEUNES GENS AYANT LA TAILLE LÉGALE DE 1m 56 SUR 1,000 EXAMINÉS.

Pendant une période de trente années.

Classes de 1831 à 1860 inclusivement (trente ans);

par Mr BOUDIN.

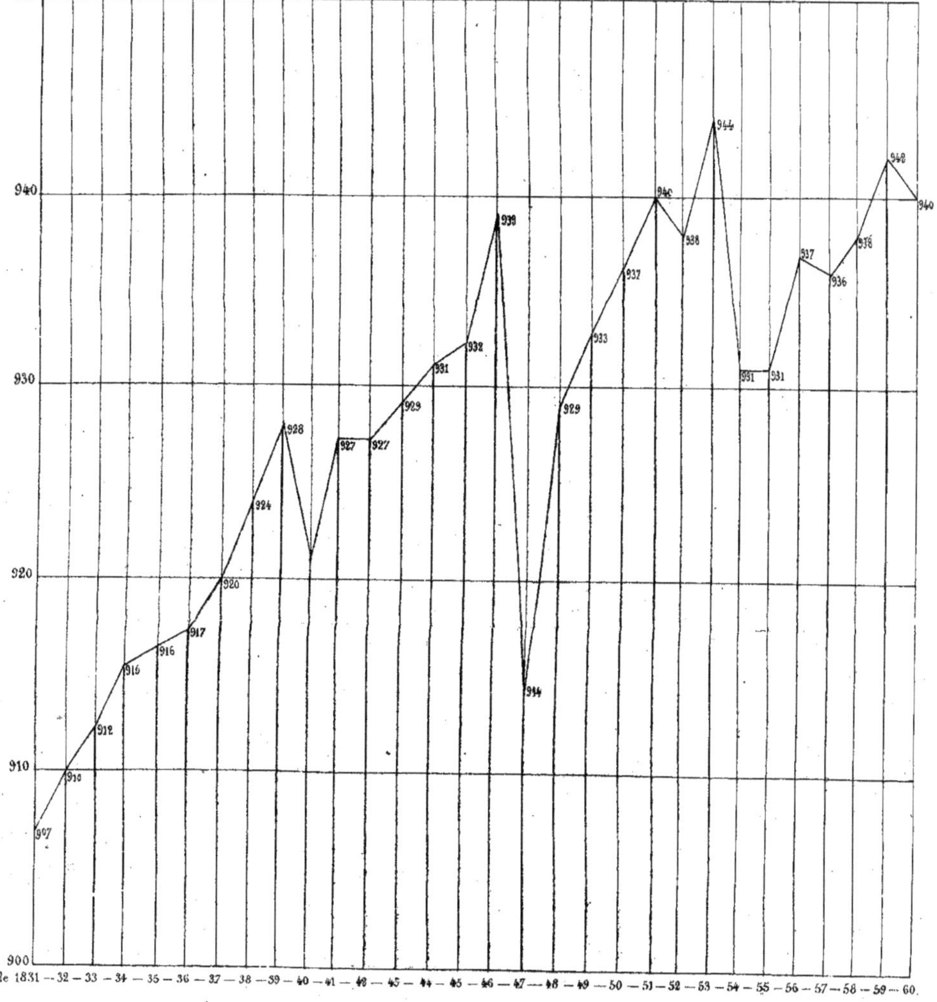

On voit que le nombre des exemptions pour défaut de taille qui, en 1831, s'élevait au chiffre énorme de 928 sur 10,000 jeunes gens examinés, n'était plus que de 580 en 1859, et de 594 en 1860. En d'autres termes, le nombre des hommes présentant la taille légale s'était considérablement accru, comme le montre le tableau suivant :

Tableau du nombre des jeunes gens ayant la taille légale de $1^m,56$ *sur* 1000 *examinés, pendant une période de trente années* (*Classes de* 1831 *à* 1860).

CLASSES.	AYANT LA TAILLE sur 1000 examinés.	CLASSES.	AYANT LA TAILLE sur 1000 examinés.
1831	907	1846	939
1832	910	1847	914
1833	912	1848	929
1834	915	1849	933
1835	916	1850	937
1836	917	1851	940
1837	920	1852	938
1838	924	1853	944
1839	928	1854	931
1840	921	1855	931
1841	927	1856	937
1842	927	1857	936
1843	929	1858	938
1844	931	1859	942
1845	932	1860	940

On voit, par ce dernier tableau, que 1000 examinés ont donné, à la classe de 1860 comparée à celle de 1831, un excédant de 37 hommes ayant la taille militaire, sur 1000 jeunes gens examinés. En d'autres termes, 100,000 jeunes gens examinés ont donné une augmentation de TROIS MILLE SEPT CENTS hommes aptes au service, au moins sous le rapport de la taille !

Les deux dessins graphiques ci-joints sont destinés à rendre sensible aux yeux l'important progrès que nous venons de signaler.

Si de la France, considérée dans son ensemble, on passe à l'examen des 86 anciens départements en particulier, on constate une amélioration non moins satisfaisante ; comme le montrent des deux tableaux suivants dans lesquels nous comparons les dix classes de 1850 à 1859 inclusivement avec les treize classes antérieures de 1837 à 1849.

TABLEAU *comparatif des 86 départements classés d'après le nombre des exemptions pour défaut de taille sur 1000 examinés, pendant les deux périodes, de 1850 à 1859 et de 1837 à 1849 inclusivement.*

NUMÉROS d'ordre.		DÉPARTEMENTS.	EXEMPTS sur 1000 examinés		DIMINUTION des exemptions.	AUGMENTATION des exemptions.
de 1850 à 1859.	de 1837 à 1849.		de 1850 à 1859.	de 1837 à 1849.		
1	1	Doubs.	22	23	1	»
2	7	Marne (Haute).	23	37	14	»
3	3	Côte d'Or.	26	33	7	»
4	2	Jura.	30	31	1	»
5	9	Pas-de-Calais.	31	37	6	»
6	6	Ardennes.	32	37	5	»
7	11	Rhin (Bas).	34	39	5	»
8	17	Aube.	34	44	10	»
9	39	Orne.	35	58	23	»
10	15	Moselle.	35	43	8	»
11	8	Saône (Haute).	36	37	1	»
12	14	Oise.	37	43	6	»
13	5	Somme.	37	34	»	3
14	22	Ain.	38	48	10	»
15	69	Meuse.	39	100	61	»
16	18	Bouches-du-Rhône. .	40	45	5	»
17	12	Aisne.	40	40	0	0
18	10	Seine-et-Marne. . . .	41	39	»	2
19	27	Eure.	42	53	11	»
20	33	Yonne.	45	55	10	»
21	38	Manche.	46	58	12	»
22	34	Charente-Inférieure. .	47	55	8	»
23	51	Saône-et-Loire.	48	77	29	»
24	32	Rhin (Haut).	48	55	7	»
25	13	Marne.	48	41	»	7
26	20	Sèvres (Deux).	48	47	»	
27	43	Seine-Inférieure. . . .	49	63	14	»
28	61	Corse.	49	87	38	»
29	29	Pyrénées (Hautes). . .	51	54	3	»
30	4	Nord.	51	33	»	18
31	26	Eure-et-Loir.	51	52	1	»
32	31	Meurthe.	51	54	3	»
33	30	Drôme.	51	54	3	»
34	45	Loire-Inférieure. . . .	52	66	14	»
35	49	Rhône.	52	46	»	6
36	23	Isère.	52	49	»	3
37	42	Garonne (Haute). . . .	53	63	10	»
38	58	Pyrénées - Orientales.	53	82	29	»
39	28	Vaucluse.	54	53	»	1
40	24	Calvados.	54	49	»	5
41	46	Vosges.	56	44	»	12
42	35	Maine et-Loire.	56	56	0	0

NUMÉROS d'ordre. de 1850 à 1859.	de 1837 à 1849.	DÉPARTEMENTS.	EXEMPTS sur 100 examinés de 1850 à 1859.	de 1837 à 1849.	DIMINUTION des exemptions.	AUGMENTATION des exemptions.
43	21	Seine-et-Oise.	56	48	»	8
44	36	Var.	57	56	»	1
45	41	Hérault.	57	63	6	»
46	53	Vienne.	58	77	19	»
47	37	Gard.	58	58	0	0
48	59	Pyrénées (Basses).	59	82	23	»
49	71	Ariége.	60	101	41	»
50	47	Gers.	61	72	11	»
51	44	Lot-et-Garonne.	61	64	3	»
52	62	Mayenne.	62	91	29	»
53	46	Gironde.	63	67	4	»
54	25	Nièvre.	64	50	»	14
55	50	Sarthe.	66	76	10	»
56	60	Seine.	67	85	18	»
57	48	Loiret.	69	75	6	»
58	49	Aude.	70	75	5	»
59	57	Tarn-et-Garonne.	70	81	11	»
60	40	Vendée.	72	60	»	12
61	67	Morbihan.	76	98	22	»
62	52	Creuse.	77	77	0	0
63	64	Loir-et-Cher.	79	95	16	»
64	70	Ille-et-Vilaine.	79	100	21	»
65	81	Indre-et-Loire.	81	117	36	»
66	73	Cher.	81	103	22	»
67	54	Loire.	82	79	»	3
68	68	Cantal.	82	98	16	»
69	78	Allier.	84	113	29	»
70	63	Aveyron.	85	94	9	»
71	76	Lozère.	88	110	22	»
72	65	Indre.	90	97	7	»
73	72	Alpes (Basses).	90	101	11	»
74	74	Tarn.	92	103	11	»
75	82	Côtes-du-Nord.	92	125	33	»
76	80	Finistère.	96	114	18	»
77	55	Landes.	96	79	»	17
78	79	Charente.	99	114	15	»
79	56	Loire (Haute).	99	80	»	19
80	77	Lot.	100	112	12	»
81	83	Dordogne.	104	131	27	»
82	84	Puy-de-Dôme.	107	149	42	»
83	75	Ardèche.	108	105	»	3
84	66	Alpes (Hautes).	109	98	»	11
85	86	Corrèze.	140	189	49	»
86	85	Vienne (Haute).	159	176	17	»

Classement des départements, d'après le nombre des jeunes gens ayant au moins la taille légale de 1^m,56, *sur* 1000 *examinés, dans deux périodes différentes (classes de* 1850 *à* 1859 *et de* 1837 *à* 1849 *inclusivement.)*

NUMÉROS d'ordre de 1850 à 1859.	NUMÉROS d'ordre de 1837 à 1849.	DÉPARTEMENTS.	NOMBRE DES JEUNES GENS ayant la taille, sur 1000 examinés de 1850 à 1859.	NOMBRE DES JEUNES GENS ayant la taille, sur 1000 examinés de 1837 à 1849.	AUGMENTATION.	DIMINUTION.
1	1	Doubs.	978	977	1	»
2	7	Marne (Haute).	977	963	14	»
3	3	Côte-d'Or.	974	967	7	»
4	2	Jura.	970	969	1	»
5	9	Pas-de-Calais.	969	963	6	»
6	6	Ardennes.	968	963	5	»
7	11	Rhin (Bas).	966	961	5	»
8	17	Aube.	966	956	10	»
9	39	Orne.	965	942	23	»
10	15	Moselle.	965	957	8	»
11	8	Saône (Haute).	964	963	1	»
12	14	Oise.	963	957	6	»
13	5	Somme.	963	966	»	3
14	22	Ain.	962	952	10	»
15	69	Meuse.	961	900	61	»
16	18	Bouches-du-Rhône. . .	960	955	5	»
17	12	Aisne.	960	960	0	0
18	10	Seine-et-Marne. . . .	959	961	»	2
19	27	Eure.	958	947	11	»
20	33	Yonne.	955	945	10	»
21	38	Manche.	954	942	12	»
22	34	Charente-Inférieure. .	953	945	8	»
23	51	Saône-et-Loire.	952	923	29	»
24	32	Rhin (Haut).	952	945	7	»
25	13	Marne.	952	959	»	7
26	20	Sèvres (Deux).	952	953	»	1
27	43	Seine-Inférieure. . . .	951	937	14	»
28	61	Corse.	951	913	38	»
29	29	Pyrénées (Hautes). . .	949	946	3	»
30	4	Nord.	949	967	»	18
31	26	Eure-et-Loir.	949	948	1	»
32	31	Meurthe.	949	946	3	»
33	30	Drôme.	949	946	3	»
34	45	Loire-Inférieure. . . .	948	934	14	»
35	19	Rhône.	948	954	»	6
36	23	Isère.	948	951	»	3
37	42	Garonne (Haute). . .	947	937	10	»
38	58	Pyrénées-Orientales. .	947	918	29	»
39	28	Vaucluse.	946	947	»	1
40	24	Calvados.	946	951	»	5
41	16	Vosges.	944	956	»	12
42	35	Maine-et-Loire.	944	944	0	0

NUMÉROS d'ordre de 1850 à 1859.	de 1837 à 1849.	DÉPARTEMENTS.	NOMBRE DES JEUNES GENS ayant la taille, sur 1000 examinés de 1850 à 1859.	de 1837 à 1849.	AUGMENTATION.	DIMINUTION.
43	21	Seine-et-Oise	944	952	»	8
44	36	Var	943	944	»	1
45	41	Hérault	943	937	6	»
46	53	Vienne	942	923	19	»
47	37	Gard	942	942	0	0
48	59	Pyrénées (Basses)	941	918	23	»
49	71	Ariége	940	899	41	»
50	47	Gers	939	928	11	»
51	44	Lot-et-Garonne	939	936	3	»
52	62	Mayenne	938	909	29	»
53	46	Gironde	937	933	4	»
54	25	Nièvre	936	950	»	14
55	50	Sarthe	934	924	10	»
56	60	Seine	933	915	18	»
57	48	Loiret	931	925	6	»
58	49	Aude	930	925	5	»
59	57	Tarn-et-Garonne	930	949	11	»
60	40	Vendée	928	940	»	12
61	67	Morbihan	924	902	22	»
62	52	Creuse	923	923	0	0
63	64	Loir-et-Cher	921	905	16	»
64	70	Ille-et-Vilaine	921	900	21	»
65	81	Indre-et-Loire	919	883	36	»
66	73	Cher	919	897	22	»
67	54	Loire	918	921	»	3
68	68	Cantal	918	902	16	»
69	78	Allier	916	887	29	»
70	63	Aveyron	915	906	9	»
71	76	Lozère	912	890	22	»
72	65	Indre	910	903	7	»
73	72	Alpes (Basses)	910	899	11	»
74	74	Tarn	908	897	11	»
75	82	Côtes-du-Nord	908	875	33	»
76	80	Finistère	904	886	18	»
77	55	Landes	904	921	»	17
78	79	Charente	901	886	15	»
79	56	Loire (Haute)	901	920	»	19
80	77	Lot	900	888	12	»
81	83	Dordogne	896	869	27	»
82	84	Puy-de-Dôme	893	851	42	»
83	75	Ardèche	892	895	»	3
84	66	Alpes (Hautes)	891	902	»	11
85	86	Corrèze	860	811	49	»
86	85	Vienne (Haute)	841	824	17	»

Il résulte des deux tableaux qui précèdent :

1° Que le nombre des exemptions pour défaut de taille est resté *stationnaire* dans quatre départements ;

2° Qu'il a augmenté dans dix-neuf;

3° Qu'il a diminué dans SOIXANTE-TROIS.

Ajoutons que l'augmentation des exemptions n'a été que de 7, 5 en moyenne sur 1000 examinés, et qu'elle n'a pas dépassé dix-neuf, tandis que la diminution des exemptions au contraire a été de 15,4 en moyennne, et qu'elle s'est élevée à quarante-neuf dans la Corrèze et même à soixante-et-un dans la Meuse.

Les quatre départements dans lesquels il y a état stationnaire sont :

Aisne, Maine-et-Loire, Gard et Creuse.

Il y a eu augmentation :

De 1 exemption dans 3 départements (Deux-Sèvres, Vaucluse, Var).
De 2 exemptions dans 1 département (Seine-et-Marne).
De 3 exemptions dans 4 départements (Somme, Indre, Loire et Ardèche).
De 5 exemptions dans 1 département (Calvados).
De 7 exemptions dans 1 département (Marne).
De 11 exemptions dans 1 département (Hautes-Alpes).
De 12 exemptions dans 2 départements (Vosges, Vendée).
De 14 exemptions dans 1 département (Nièvre).
De 17 exemptions dans 1 département (Landes).
De 18 exemptions dans 1 département (Nord).
De 19 exemptions dans 1 département (Haute-Loire).

Nous ferons encore remarquer qu'une certaine fixité se manifeste dans les départements placés en tête et à la fin de la liste, fixité qui se traduit par les numéros d'ordre. Ainsi, parmi les départements les mieux partagés sous le rapport de la taille, nous voyons dans les deux périodes :

Le Doubs, avec les nos 1 et 1.
Le Jura, avec les nos 2 et 4.
La Côte-d'Or, avec les nos 3 et 3.

Parmi les départements les moins favorisés, on voit :

La Dordogne, avec les nos 83 et 81.
Le Puy-de-Dôme, avec les nos 84 et 82.
La Haute-Vienne, avec les nos 85 et 86
La Corrèze, avec les nos 86 et 85.

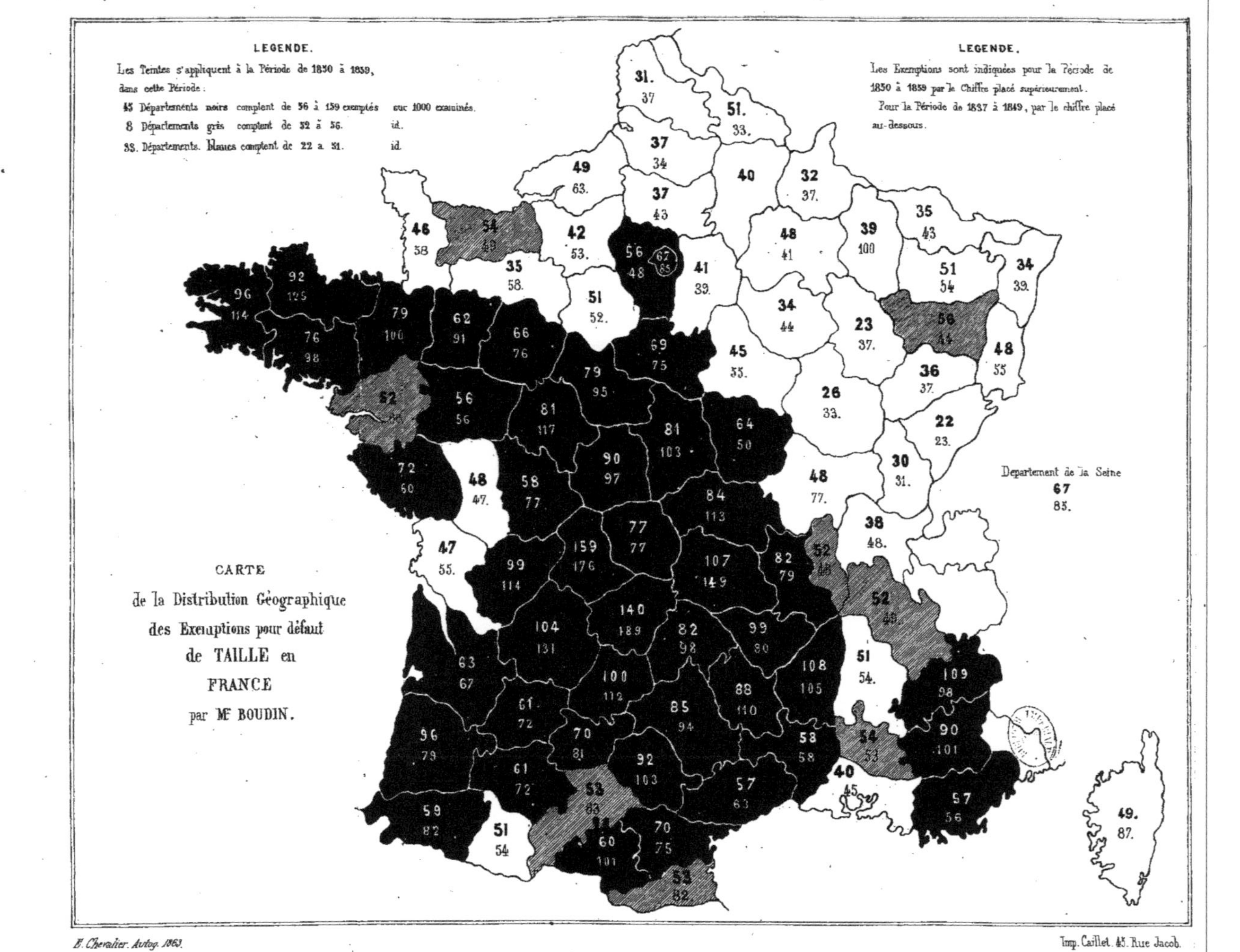
LEGENDE.
Les Teintes s'appliquent à la Période de 1850 à 1859, dans cette Période :
45 Départements noirs comptent de 56 à 159 exemptés sur 1000 examinés.
8 Départements gris comptent de 52 à 56. id.
33. Départements. Blancs comptent de 22 à 51. id.
LEGENDE.
Les Exemptions sont indiquées pour la Période de 1850 à 1859 par le Chiffre placé supérieurement.
Pour la Période de 1837 à 1849, par le chiffre placé au-dessous.
Departement de la Seine
67
85.
CARTE
de la Distribution Géographique
des Exemptions pour défaut
de TAILLE en
FRANCE
par Mr BOUDIN.
E. Chevalier. Autog. 1863.
Imp. Caillet. 45. Rue Jacob.

acob.

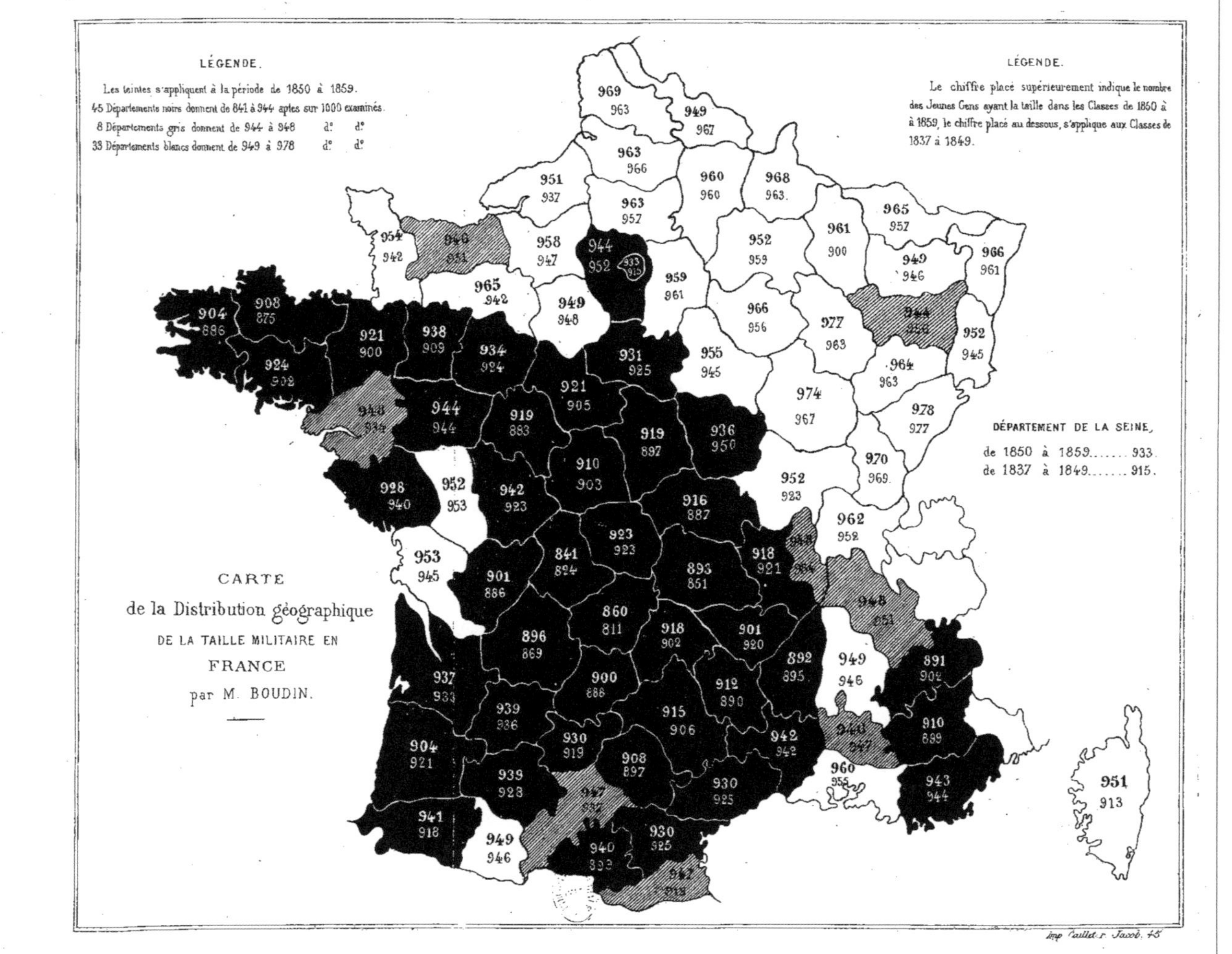
LÉGENDE.
Les teintes s'appliquent à la période de 1850 à 1859.
45 Départements noirs donnent de 841 à 944 aptes sur 1000 examinés.
8 Départements gris donnent de 944 à 948 d° d°
33 Départements blancs donnent de 949 à 978 d° d°
LÉGENDE.
Le chiffre placé supérieurement indique le nombre des Jeunes Gens ayant la taille dans les Classes de 1850 à à 1859, le chiffre placé au dessous, s'applique aux Classes de 1837 à 1849.
DÉPARTEMENT DE LA SEINE,
de 1850 à 1859....... 933.
de 1837 à 1849....... 915.
CARTE
de la Distribution géographique
DE LA TAILLE MILITAIRE EN
FRANCE
par M. BOUDIN.
Imp. Caillet r. Jacob. 45

L'ensemble de ces faits se trouve résumé dans les cartes ci-jointes dont la première représente les 86 anciens départements de la France teintés d'après la distribution de la taille dans les classes de 1850 à 1859 inclusivement. On compte dans les 45 départements noirs 56 à 159 exemptions, pour défaut de taille sur 1000 examinés; dans les 8 départements gris, les exemptions ne s'élèvent que de 52 à 56; enfin, dans les 33 départements blancs, la proportion des exemptions s'abaisse de 51 à 22 sur 1000 examinés. Des deux chiffres inscrits au milieu de chaque département le chiffre placé supérieurement indique le nombre des exemptions pour les classes de 1850 à 1859; celui qui est placé au-dessous désigne les exemptions pour les classes de 1837 à 1849. Dans la seconde carte, le chiffre supérieur indique le nombre des jeunes gens présentant la taille militaire sur 1000 examinés dans la classe de 1850 à 1859; le chiffre inférieur se rapporte aux classes de 1837 à 1849.

Un simple coup-d'œil sur ces deux cartes montre, contrairement à ce qui a été cru jusqu'ici, combien la taille est indépendante du bien-être et de la misère, et combien au contraire elle est étroitement subordonnée à la *race*, en d'autres termes combien est grand le rôle de l'*hérédité* (1).

(1) M. H. Marshall (*Military Miscellany*; London, 1846, p. 89) donne le tableau suivant sur la taille des armées anglaise et française :

Taille exprimée en mesure anglaise.		Armée anglaise.	Armée française d'après M. Hargenvilliers.
Pieds.	Pouces.	Proportion sur 1000 hommes.	Proportion sur 1000 hommes.
5	1	»	62
5	2	»	156
5	3	»	187
5	4	»	178
5	5	4	152
5	6	114	107
5	7	180	69
5	8	252	49
5	9	184	22
5	10	128	9
5	11	73	5
6	0	40	2
6	1	15	1
6	2	7	»
6	3	1	»
6	4	1	1
6	5	1	»

Nous montrerons plus tard que, si la taille constitue un élément essentiel de l'aptitude militaire, il n'y a cependant pas solidarité entre la distribution géographique de la taille et celle de cette aptitude.

Un statisticien distingué, le docteur Duché, a eu l'obligeance, à notre sollicitation, d'entreprendre, pour les 37 cantons du département de l'Yonne, un travail analogue au nôtre. Il a trouvé, pour la période de vingt ans, de 1840 à 1859 inclusivement, la moyenne annuelle suivante des exemptions pour défaut de taille sur 1,000 jeunes gens examinés.

Numéros d'ordre.	Exemptés sur 1,000.	Numéros d'ordre.	Exemptés sur 1,000.
1.	Guillon, 18.	20.	Villeneuve-sur-Yonne, 49.
2.	Flagny, 23.	21.	Vermenton, 49.
3.	L'Isle, 29.	22.	Aillant, 49.
4.	Ancy-le-Franc, 30.	23.	Charny, 50.
5.	Avallon, 30.	24.	Auxerre, (ouest), 52.
6.	Saint-Florentin, 33.	25.	Quarré-les-Tombes, 55.
7.	Pont-sur-Yonne, 36.	26.	Toucy, 55.
8.	Noyers, 36.	27.	Vézelay, 55.
9.	Tonnerre, 37.	28.	Sens (sud), 55.
10.	Seignelay, 37.	29.	Cerisiers, 55.
11.	Ligny, 37.	30.	Villeneuve-l'Arch., 59.
12.	Sergines, 38.	31.	Auxerre (est), 59.
13.	Joigny, 38.	32.	Bléneau, 67.
14.	Chablis, 39.	33.	Coulanges-sur-Yonne, 67.
15.	Cruzy, 40.	34.	Saint-Fargeau, 67.
16.	Coulanges-la-Vineuse, 41.	35.	Saint-Julien-du-Sault, 67.
17.	Brienon, 42.	36.	Saint-Sauveur, 67.
18.	Sens (nord), 44.	37.	Courson, 84.
19.	Chéroy, 49.		

En décomposant les exemptions en deux périodes décennales, de 1840 à 1849 et de 1850 à 1859, M. Duché a obtenu les résultats exposés dans le tableau suivant :

Classement des 37 cantons de l'Yonne d'après le nombre des exemptions pour défaut de taille sur 1,000 examinés.

NUMÉROS d'ordre.	1840-1849.		1850-1859.		DIFFÉRENCE entre les deux périodes.	
1	Courson	98,59	Bléneau	93,80	*En plus.*	
2	Auxerre (est)	81,55	Courson	75,20	Bléneau	42,12
3	Saint-Julien	80,45	Coulange-sur-Yonne	74,41	Quarré	27,64
4	Cerisiers	75,96	Quarré	72,99	Pont	19,82
5	Saint-Sauveur	75,96	Auxerre (ouest)	62,33	Guillon	19,75
6	Saint-Fargeau	71,88	Saint-Julien	60,34	Coulange-sur-Yonne	15,25
7	Saint-Florentin	67,69	Saint-Sauveur	58,32	Auxonne (ouest)	15,23
8	Vézelay	65,80	Saint-Fargeau	57,88	Tonnerre	9,23
9	Sens (sud)	65,74	Villeneuve-l'Archev.	57,06	Lisle	7,85
10	Aillant	65,44	Toucy	52,01	Noyers	4,08
11	Toucy	63,82	Vézelay	51,47	Ancy-le-Franc	1,70
12	Vermenton	63,57	Charny	50,63	Charny	1,47
13	Villeneuve-l'Archev.	60,92	Sens (sud)	49,83	Coulange-la-Vineuse	0,58
14	Villeneuve-s.-Yonne	60,45	Pont-sur-Yonne	48,49	*En moins.*	
15	Coulange-sur-Yonne	58.16	Chéroy	44,72		
16	Joigny	55,47	Auxerre (est)	44,52	Villeneuve-l'Archev.	3,86
17	Ligny	54,79	Cerisiers	44,04	Sergines	5,09
18	Chéroy	52,75	Tonnerre	41,17	Chéroy	8,03
19	Sens (nord)	52,63	Coulange-la-Vineuse	41,12	Seignelay	8,15
20	Chablis	52,39	Vermenton	40,75	Cruzy	9,57
21	Bléneau	51,68	Villeneuve-s.-Yonne	49,59	Avallon	10,86
22	Flogny	50,50	Aillant	39,02	Toucy	11,81
23	Charny	49,46	Noyers	36,74	Brienon	13,58
24	Brienon	49,29	Sergines	35,89	Saint-Fargeau	14,00
25	Auxerre (ouest)	47,10	Brienon	35,71	Vézelay	14,63
26	Quarré	45,35	Sens (Nord)	35,64	Sens (sud)	15,91
27	Cruzy	44,94	Cruzy	35,37	Sens (nord)	16,99
28	Seignelay	42,45	Seignelay	34,30	Saint-Sauveur	17,14
29	Sergines	40,98	Lisle	33,63	Villeneuve-s.-Yonne	19,86
30	Coulange-la-Vineuse	40,54	Guillon	32,25	Saint-Julien	20,11
31	Avallon	35,77	Chablis	30,97	Chablis	21,42
32	Noyers	32,66	Joigny	30,91	Vermenton	22,82
33	Tonnerre	30,95	Ancy-le-Franc	30,54	Courson	23,39
34	Ancy	28,84	Ligny	27,63	Joigny	24,56
35	Pont-sur-Yonne	28,67	Avallon	24,91	Aillant	26,42
36	Lisle	25,78	Saint-Florentin	22,53	Ligny	27,16
37	Guillon	12,50	Flogny	14,70	Cerisiers	31,92
	DÉPARTEMENT		DÉPARTEMENT		Flogny	35,80
	DE L'YONNE	54,52	DE L'YONNE	45,80	Auxerre (est)	37,03
					Saint-Florentin	45,16
					DÉPARTEMENT DE L'YONNE	8,72

ARRONDISSEMENTS.

					En plus.	
1	Auxerre	62,62	Auxerre	49,68	Sens	8,07
2	Joigny	60,82	Joigny	48,07	Avallon	1,50
3	Avallon	41,77	Sens	45,32		
4	Tonnerre	37,26	Avallon	43,27	*En moins.*	
5	Sens	37,25	Tonnerre	32,06	Tonnerre	5,20
					Joigny	12,75
					Auxerre	12,94

On voit, ici encore, que l'augmentation des exemptions pour défaut de taille ne porte que sur douze cantons, tandis que la diminution s'applique à *vingt-cinq*.

De la taille de l'armée française.

Au 1er janvier 1862, l'armée française comptait sous les drapeaux 453,669 hommes, dont 25,651 officiers (1) et 428,018 sous-officiers, caporaux ou brigadiers et soldats de toutes armes. Au 1er janvier 1861, la seconde de ces catégories comptait 420,488 hommes. Ces deux effectifs se décomposent ainsi qu'il suit sous le rapport de la taille (2) :

	EFFECTIF au 1er janvier 1861.	Proportion sur 100.	EFFECTIF au 1er janvier 1862.	Proportion sur 100.
1° 1m,560 à 580 millimèt.	22,919	5	27,325	6
2° 1m,580 à 600 *id.* . .	42,178	10	40,363	9
3° 1m,600 à 620 *id.* . .	60,620	14	55,159	13
4° 1m,620 à 640 *id.* . .	65,409	15	58,473	13
5° 1m,640 à 660 *id.* . .	52,735	13	49,592	12
6° 1m,660 à 680 *id.* . .	47,808	11	44,638	12
7° 1m,680 à 690 *id.* . .	35,966	9	33,633	8
8° 1m,690 à 710 *id.* . .	35,769	9	40,562	10
9° 1m,710 à 730 *id.* . .	27,297	7	33,792	8
10° 1m,730 à 760 *id.* . .	17,638	4	26,850	6
11° 1m,760 millim. et au delà.	12,145	3	17,631	3
	420,488	100	428,018	100

(1) Les officiers dont il s'agit se composent des éléments ci-après :

État-major général et corps d'état-major.	1,131
Intendance militaire.	258
État-major des places.	707
— particulier de l'artillerie.	1,388
— particulier du génie.	1,055
Officiers des corps de toutes armes.	18,827
Vétérinaires.	31
Parcs de construction.	71
Services administratifs.	2,183
	25,651
Sous-officiers, caporaux ou brigadiers et soldats de toutes armes.	428,018
Total général	453,669

(2) *Comptes rendus sur le recrutement de l'armée.* Paris, 1862, p. 100-101.

On voit que la taille de 1^m600 à 1^m680 millimètres était représentée par 53 pour 100 au 1er janvier 1861, et par 50 pour 100 au 1er janvier 1862.

Un décret impérial du 13 avril 1860 a fixé ainsi qu'il suit la taille exigée pour l'admission dans les divers corps de l'armée (1).

(1) Ce décret est précédé d'un rapport dont nous extrayons les passages suivants : « Une ordonnance du 23 juillet 1847 a déterminé la taille que doivent avoir les engagés volontaires, suivant les corps où ils demandent à entrer. Ces fixations ont servi de base pour la répartition des contingents annuels entre les divers corps de l'armée. Mais, depuis cette époque, des faits se sont traduits, qui rendent indispensable la modification du tableau des tailles annexé à l'ordonnance précitée. En effet, les contingents devenus nécessaires aux armes spéciales ont successivement reçu un accroissement considérable. En même temps, le recrutement de la garde impériale, effectué au moyen de prélèvement dans les corps de la ligne, réclame un grand nombre d'hommes de taille. Enfin, les exonérations prononcées par les conseils de révision font perdre tous les ans aux contingents beaucoup d'hommes grands et vigoureux qui appartiennent à des familles aisées exerçant des professions utiles, et qui trouvent facilement les fonds nécessaires pour payer le prix de la prestation individuelle. Elles enlèvent ainsi à l'armée une partie des éléments qui lui seraient indispensables pour assurer à toutes les armes un bon recrutement en hommes de taille, et rompent toute corrélation entre les ressources des contingents annuels et les besoins du service. Ces diverses causes ont, de plus, le grave inconvénient d'abaisser la moyenne de la taille dans les corps d'infanterie et de leu créer, par cela même, de plus grandes difficultés pour alimenter leurs compagnies de grenadiers et les régiments de grenadiers de la garde impériale. Afin de remédier à cet état de choses fâcheux, il paraît indispensable de réduire de 1 centimètre le minimum de taille pour toutes les armes qui se recrutent au-dessus de la taille de 1^m 56, jusques et y compris celle de 1^m,70. »

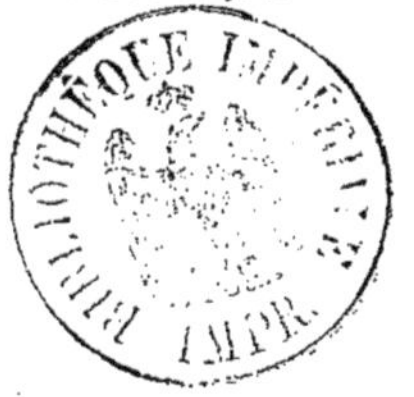

Tableau de la taille exigée pour l'admission dans les divers corps de l'armée, d'après le décret impérial du 13 *avril* 1860.

DÉSIGNATION des CORPS.	TAILLE EXIGÉE. Minimum.	TAILLE EXIGÉE. Maximum.	CONDITIONS SPÉCIALES D'APTITUDE OU PROFESSION exigées.
	mèt.	mèt.	
Carabiniers.	1,76	»	Autant que possible être habitué à monter à cheval ou à soigner les chevaux ou à conduire les voitures.
Cuirassiers.	1,73	»	
Artillerie.	1,69	»	Autant que possible être ouvrier en fer ou en bois, sellier, bourrelier, habitué à monter ou à soigner les chevaux ou à conduire les voitures.
Pontonniers.	1,69	»	Batelier, cordier, charpentier de bateaux ou de bâtiments, charron, ouvrier en fer ou calfat.
Dragons et lanciers. . . .	1,69	1,74	Autant que possible être habitué à monter à cheval ou à soigner les chevaux ou à conduire les voitures.
Ouvriers du génie.	1,69	»	Forgeur, serrurier, taillandier, cloutier, charron, charpentier, menuisier, tonnelier, sellier ou bourrelier.
Ouvriers d'artillerie. . . .	1,68	»	
Train d'artillerie.	1,68	»	Sellier, bourrelier, maréchal ferrant, ou être habitué à soigner les chevaux ou à conduire les voitures, chevaux ou mulets.
Train des équipages. . . .	1,68	»	
Ouvriers constructeurs des équipages militaires. . .	1,66	»	Forgeur, serrurier, taillandier, cloutier, charron, charpentier, menuisier, bourrelier, sellier.
Chasseurs et hussards. . .	1,66	1,72	Autant que possible être habitué à monter à cheval ou à soigner les chevaux ou à conduire les voitures.
Chasseurs d'Afrique. . . .	1,66	1,74	
Génie.	1,66	»	Ouvrier en fer ou en bois, ouvrier des mines et carrières, maçon, terrassier, maréchal ferrant, sellier, bourrelier.
Sapeurs-pompiers de Paris.	1,64	»	Savoir lire et écrire, maçon, couvreur, charpentier ou d'une profession analogue.
Infanterie de ligne.	1,56	»	Être leste, vigoureux, bien constitué, d'une taille moyenne et bien prise et avoir, autant que possible, l'habitude de la chasse et des armes à feu.
Chasseurs à pied.	1,56	»	
Ouvriers d'administration.	1,56	»	Commis aux écritures, meunier, boulanger, boucher, tonnelier, botteleur ou cultivateur, maçon, fumiste, menuisier, charpentier, tourneur ou charron, serrurier, mécanicien ou forgeron.
Infirmiers militaires. . . .	1,56	»	Savoir lire et écrire.

De la distribution géographique en France, des diverses tailles depuis celle de 1^{m}560 *jusqu'à celle de* 1^{m}923 *et au delà.*

Après avoir étudié les départements au point de vue de leur population recrutable, quant à la taille, ce qui nous a fixé sur la répartition géographique des exemptions pour défaut de taille en France, nous nous sommes demandé quelles étaient les ressources respectives de nos départements quant aux tailles supérieures à celle de 1^{m}56, question importante au point de vue de l'exigence des diverses armes. Un savant statisticien, M. H. Blanc, a bien voulu nous aider à résoudre ce problème, et nous lui sommes redevable du tableau suivant, dans lequel il a résumé, d'après les *comptes rendus* du ministère de la guerre et pour la période quinquennale de 1836 à 1840, le nombre des jeunes gens de chaque taille sur un contingent de 10,000 hommes de chaque département. Nous n'avons pas besoin de faire remarquer qu'un tel travail n'avait jamais été entrepris ni exécuté antérieurement.

On voit, par exemple, que la taille de 1^{m},896 à 1^{m},922 ne se rencontre que dans 15 des anciens départements de la France; que la proportion des hommes de cette taille atteint son maximum (9 sur 10,000 jeunes gens) dans le département des Vosges. La taille de 1^{m},869 à 1^{m},895 se rencontre déjà dans 42 départements, et son maximum (13 sur 10,000 jeunes gens) est atteint dans le Rhône, etc.

Tableau *du nombre des jeunes gens de chaque taille sur un contingent de* 10,000 *hommes.*
Classes de 1836 *à* 1840 *inclusivement.*

DÉPARTEMENTS.	1^m,560 à 1^m,569	1^m 570 à 1^m,597	1^m,598 à 1^m,624	1^m,625 à 1^m,651	1^m,652 à 1^m,678	1^m,679 à 1^m,705	1^m,706 à 1^m,732	1^m,733 à 1^m,760	1^m,761 à 1^m,787	1^m,788 à 1^m,814	1^m,815 à 1^m,841	1^m,842 à 1^m,868	1^m,869 à 1^m,895	1^m,896 à 1^m,922	1^m,923 et au-dessus.
Ain.	139	794	1,293	2,022	1,599	1,767	1,173	752	245	125	52	9	»	2	»
Aisne.	132	899	1,436	2,113	1,527	1,737	1,050	630	327	94	35	7	6	»	»
Allier.	329	1,479	2,051	2,376	1,496	1,229	654	278	75	18	7	2	»	»	»
Alpes (Basses). . . .	484	1,350	1,954	2,340	1,431	1,257	734	277	114	48	10	»	5	»	»
Alpes (Hautes). . . .	776	1,475	2,095	2,047	1,354	1,233	684	242	78	28	7	7	»	»	»
Ardèche.	497	1,145	1,724	2,084	1,518	1,410	941	497	110	44	18	7	4	»	»
Ardennes.	261	738	1,332	2,140	1,729	1,742	1,158	536	236	75	37	9	»	»	»
Ariége.	407	1,346	1,760	2,082	1,487	1,207	754	389	113	35	14	5	»	»	»
Aube.	139	695	1,358	1,968	1,703	1,900	1,104	702	258	107	43	17	»	»	»
Aude.	304	1,098	1,833	2,183	1,472	1,386	1,065	433	145	52	19	5	»	»	»
Aveyron.	340	1,172	1,750	2,177	1,528	1,360	980	476	140	59	7	2	2	»	»
Bouches-du-Rhône. .	245	1,139	2,029	2,209	1,775	1,198	931	313	83	49	21	3	»	»	»
Calvados.	274	867	1,536	2,431	1,694	1,702	972	637	195	82	38	6	»	»	»
Cantal.	490	1,365	1,733	2,293	1,520	1,345	731	347	118	32	16	»	»	4	»
Charente.	494	1,543	1,818	2,258	1,247	1,391	831	298	72	27	9	4	2	»	»
Charente-Inférieure.	174	831	1,462	1,990	1,817	1,594	1,183	608	237	69	29	4	»	»	»
Cher.	447	1,289	1,783	2 203	1,566	1,226	823	447	139	57	13	»	»	»	»
Corrèze.	691	1,605	2,105	2,472	894	1,238	643	288	97	25	13	2	2	»	»
Corse.	298	1,412	1,857	2,487	1,397	1,386	795	486	109	41	15	10	»	»	»
Côte-d'Or.	403	935	1,496	2,096	1,554	1,683	1,170	558	249	101	32	4	6	2	»
Côtes-du-Nord. . . .	553	1,564	1,752	2,109	1,774	1,181	627	300	79	46	6	3	»	»	»
Creuse.	640	1,352	1,848	2,097	1,595	1,229	794	347	89	21	9	3	»	»	»
Dordogne.	380	1,497	1,862	2,387	1,487	1,265	729	260	75	42	11	»	»	»	»
Doubs.	78	478	996	1,785	1,749	1,863	1,485	957	332	146	100	22	3	»	»
Drôme.	288	1,339	1,791	2,418	1,522	1,272	837	357	119	24	16	5	»	»	»
Eure.	175	911	1,584	2,118	1,836	1,555	1,069	506	175	89	17	2	2	»	»
Eure-et-Loir.	279	1,073	1,543	2,065	1,640	1,703	998	496	142	59	17	5	2	»	»
Finistère.	760	1,805	1,960	2,486	1,542	1,125	570	253	67	16	7	1	»	»	»
Gard.	236	1,048	1,456	2,155	1,876	1,409	1,143	462	136	44	28	»	»	»	»
Garonne (Haute). . .	523	1,321	1,603	2,247	1,473	1,446	895	353	102	34	22	4	»	»	»
Gers.	250	1,493	1,778	2,259	1,506	1,467	939	379	158	53	6	»	6	»	»
Gironde.	335	1,239	1,749	2,062	1,574	1,388	843	442	137	50	16	3	3	»	»
Hérault.	206	954	1,396	2,245	1,695	1,627	1,011	536	206	63	30	8	»	»	»
Ille-et-Vilaine. . . .	496	1,428	2,135	2,149	1,585	1,093	755	220	99	32	»	1	1	»	»
Indre.	329	1,083	1,673	2,300	1,667	1,372	989	394	117	50	17	»	»	»	»
Indre-et-Loire. . . .	401	1,426	1,736	2,339	1,536	1,402	869	384	136	44	11	»	5	»	»
Isère.	141	900	1,371	1,948	1,934	1,546	1,178	633	228	76	30	5	2	»	»
Jura.	209	628	1,227	1,946	1,620	1,746	1,356	724	332	173	53	8	2	»	»
Landes.	572	1,454	1,819	2,526	1,638	1,007	633	224	75	26	20	»	2	»	»
Loir-et-Cher.	472	1,442	1,474	1,996	1,353	1,444	830	476	137	49	22	»	»	»	»
Loire.	403	1,106	1,668	2,167	1,548	1,409	983	541	115	64	18	12	2	»	»
Loire (Haute). . . .	490	1,586	1,825	2,258	1,248	1,341	799	289	98	47	6	6	»	»	»
Loire-Inférieure. . .	309	1,181	1,578	2,259	1,543	1,646	725	449	159	69	7	1	3	3	»
Loiret.	136	873	1,470	1,940	1,981	1,639	948	728	499	105	18	15	2	2	»
Lot.	573	1,434	1,887	2,069	1,434	1,240	896	345	76	51	12	6	»	»	»
Lot-et-Garonne. . . .	188	1,340	2,097	2,207	1,439	1,265	965	357	83	43	2	5	2	»	»
Lozère.	284	1,294	1,791	2,437	1,597	1,277	805	368	90	48	»	6	»	»	»
Maine-et-Loire. . . .	275	1,125	1,665	2,334	1,508	1,560	936	436	150	36	33	3	3	»	»
Manche.	173	953	1,478	2,079	1,644	1,456	1,123	655	289	109	31	4	»	1	»
Marne.	424	926	1,289	2,086	1,720	1,572	1,157	663	216	92	35	13	2	»	2
Marne (Haute). . . .	144	742	1,474	1,924	1,817	1,649	1,164	728	476	126	57	18	7	»	»
Mayenne.	338	1,520	1,697	2,590	1,570	1,484	611	372	79	56	13	4	2	»	»
Meurthe.	69	794	1,274	2,405	1,623	1,664	1,246	760	267	135	55	6	4	2	»
Meuse.	106	894	1,451	2,471	1,428	1,605	1,294	637	290	97	14	2	2	»	»
Morbihan.	846	1,584	1,839	2,092	1,357	1,207	636	342	74	23	21	2	»	»	»
Moselle.	220	787	1,187	2,425	1,537	1,621	1,514	642	230	105	17	9	3	»	»
Nièvre.	500	1,464	1,640	2,098	1,562	1,328	890	359	140	27	12	»	»	»	5
Nord.	476	657	1,178	1,746	1,643	1,875	1,337	780	327	142	65	15	8	6	1
Oise.	424	682	1,233	1,993	1,524	2,108	1,226	675	225	182	10	19	4	2	2
Orne.	236	1,009	1,570	2,034	1,903	1,622	929	468	152	56	18	»	»	»	»
Pas-de-Calais. . . .	416	1,053	1,594	1,864	1,558	1,312	1,088	697	271	93	38	9	»	»	»
Puy-de-Dôme. . . .	396	1,604	2,001	2,262	1,488	1,149	678	292	72	37	9	6	3	»	»
Pyrénées (Basses). .	293	1,330	1,722	2,286	1,283	1,447	1,129	340	171	42	11	»	»	»	»
Pyrénées (Hautes). .	226	1,178	1,362	2,353	1,727	1,666	840	433	142	46	15	7	»	»	»

DÉPARTEMENTS.	1m,560 à 1m,569	1m,570 à 1m,597	1m,598 à 1m,624	1m,625 à 1m,651	1m,652 à 1m,678	1m,679 à 1m,705	1m,706 à 1m,732	1m,733 à 1m,760	1m,761 à 1m,787	1m,788 à 1m,814	1m,815 à 1m,841	1m,842 à 1m,868	1m,869 à 1m,895	1m,896 à 1m,922	1m,923 et au-dessus.
Pyrénées-Orientales.	841	985	1,738	2,104	1,517	1,304	874	415	160	55	»	»	5	»	»
Rhin (Bas).	149	669	1,271	1,922	1,712	1,787	1,256	764	276	150	48	6	3	»	»
Rhin (Haut).	328	895	1,371	2,089	1,637	1,528	1,094	628	241	125	42	12	2	»	»
Rhône.	305	845	1,391	2,028	1,722	1,560	1,430	622	234	107	37	2	13	»	»
Saône (Haute). . . .	188	762	1,380	2,002	1,716	1,907	1,041	619	246	87	42	2	2	»	»
Saône-et-Loire. . . .	318	1,000	1,670	1,883	1,734	1,534	1,037	516	205	68	22	6	»	1	»
Sarthe.	559	1,146	1,788	2,118	1,620	1,443	765	368	113	60	9	5	»	»	»
Seine.	240	1,077	1,651	2,198	1,587	1,553	904	508	172	70	25	9	3	»	»
Seine-Inférieure. . .	78	821	1,839	2,097	1,419	1,797	1,061	574	177	92	28	9	»	1	»
Seine-et-Marne. . . .	79	806	1,325	1,854	1,906	1,722	1,253	652	253	106	37	»	»	»	»
Seine-et-Oise.	136	775	1,631	1,904	1,686	1,527	1,353	634	197	118	26	6	2	»	»
Sèvres (Deux). . . .	220	1,026	1,500	2,120	1,981	1,376	946	567	150	72	26	»	8	2	»
Somme.	177	766	1,078	1,938	1,879	1,714	1,086	824	331	139	16	10	4	»	»
Tarn.	432	1,483	1,807	2,210	1,507	1,305	716	386	89	48	13	»	»	»	»
Tarn-et-Garonne. . .	320	1,322	1,815	2,211	1,705	1,267	812	370	92	50	29	»	»	»	»
Var.	316	1,320	1,604	2,216	1,622	1,451	785	447	160	40	18	10	»	»	»
Vaucluse.	238	1,152	1,855	2,339	1,640	1,498	948	375	126	59	18	»	»	»	»
Vendée.	746	1,320	1,685	2,179	1,348	1,327	903	362	84	56	7	»	2	4	»
Vienne.	347	1,465	1,627	2,293	1,647	1,264	786	382	117	56	2	5	»	»	»
Vienne (Haute). . .	482	1,547	2,013	2,385	1,358	1,188	703	175	93	35	8	»	»	»	»
Vosges.	246	1,040	1,414	1,838	1,273	1,365	873	451	167	67	23	3	9	9	7
Yonne.	134	900	1,483	2,045	1,669	1,596	1,215	634	188	89	27	18	»	4	»
France.	316	1,407	1,609	2,120	1,603	1,483	976	498	174	72	24	5	2	0,7	0,2

De la taille et du poids du soldat en Angleterre.

Nous empruntons au dernier rapport (1) publié par le gouvernement anglais, les documents suivants sur la taille et le poids des recrues de l'armée anglaise.

Tableau de l'âge des jeunes gens examinés en 1860 *par les commissions de recrutement, sur* 10,000 *recrues.*

Au-dessous de 17 ans (2).	101
De 17 à 18 ans.	433
De 18 à 19 ans.	2,501
De 19 à 20 ans.	1,283
De 20 à 21 ans.	1,272
De 21 à 22 ans.	848
De 22 à 23 ans.	756
De 23 à 24 ans.	534
De 24 à 25 ans.	580
De 25 ans et au-dessous.	1,692
Total.	10,000

On voit que le quart des jeunes gens examinés avait de 18 à 19 ans, et qu'un sixième avait 25 ans et au delà.

De la taille des recrues en 1860.

		Sur 10,000 recrues.
Au-dessous de 5 pieds 3 pouces.	Au-dessous de 1m,59	150
De 5 pieds 3 pouces à 5 pieds 4 pouces.	De 1m,59 à 1m,62	580
De 5 pieds 4 pouces à 5 pieds 5 pouces.	De 1m,62 à 1m,64	2,409
De 5 pieds 5 pouces à 5 pieds 6 pouces.	De 1m,64 à 1m,67	2,075
De 5 pieds 6 pouces à 5 pieds 7 pouces.	De 1m,67 à 1m,70	1,764
De 5 pieds 7 pouces à 5 pieds 8 pouces.	De 1m,70 à 1m.72	1,243
De 5 pieds 8 pouces à 5 pieds 9 pouces.	De 1m,72 à 1m,75	811
De 5 pieds 9 pouces à 5 pieds 10 pouces.	De 1m,75 à 1m.77	480
De 5 pieds 10 pouces à 5 pieds 11 pouces.	De 1m,77 à 1m,80	293
De 5 pieds 11 pouces à 6 pieds.	De 1m,80 à 1m,82	138
De 6 pieds et au-dessus..	De 1m.82 et au-dessus.	57
Total.		10,000

Le minimum de la taille pour le service militaire étant de 5 pieds 4 pouces, c'est-à-dire de 1m62 centimètres, ce n'est qu'en vertu d'une dispense que les individus d'une taille inférieure peuvent être admis dans l'armée. Le ta-

(1) *Statistical, sanitary, and medical reports for the year* 1860.— *Army medical department.* London, 1862, in-8°.

(2) Au-dessous de 17 ans, les jeunes gens ne sont admis que comme tambours ou musiciens.

bleau qui précède montre au reste que près de 4,500 hommes sur 10,000 recrues avaient de 1ᵐ62 à 1ᵐ67.

De la taille des recrues en 1860, *selon la race.* — Les comptes rendus ne signalent pas la taille des recrues selon le lieu de naissance des hommes, mais ils classent ces derniers selon les localités dans lesquelles ils ont contracté leurs engagements. Or, comme très-peu d'Anglais et d'Ecossais s'engagent en Irlande, peut-être n'est-il pas impossible de tirer quelques déductions du tableau suivant, alors même que quelques Irlandais contracteraient des engagements en Angleterre et en Ecosse.

TAILLE EXPRIMÉE en pieds et pouces anglais.	TAILLE EXPRIMÉE en mètres et fractions de mètre.	ANGLAIS.	ÉCOSSAIS.	IRLANDAIS.
De 5 pieds 4 pouces à 5 pieds 5 pouces.. .	De 1ᵐ,62 à 1ᵐ,64.. .	2,458	2,475	3,235
De 5 pieds 5 pouces à 5 pieds 6 pouces.. .	De 1ᵐ,64 à 1ᵐ,67.. .	2,276	2,026	2,238
De 5 pieds 6 pouces à 5 pieds 7 pouces.. .	De 1ᵐ,67 à 1ᵐ,70.. .	1,995	1,785	1,622
De 5 pieds 7 pouces à 5 pieds 8 pouces.. .	De 1ᵐ,70 à 1ᵐ,72.. .	1,368	1,397	1,198
De 5 pieds 8 pouces à 5 pieds 9 pouces.. .	De 1ᵐ,72 à 1ᵐ,75.. .	845	1,083	852
De 5 pieds 9 pouces à 5 pieds 10 pouces. .	De 1ᵐ,75 à 1ᵐ,77.. .	549	571	478
De 5 pieds 10 pouces à 5 pieds 11 pouces. .	De 1ᵐ,77 à 1ᵐ,80.. .	320	372	260
De 5 pieds 11 pouces à 6 pieds.	De 1ᵐ,80 à 1ᵐ82. . .	159	176	89
De 6 pieds et au-dessus.	De 1ᵐ82 et au-dessus.	60	115	28
TOTAUX.		10,000	10,000	10,000

Il résulte de ce tableau de la manière la plus évidente que la taille moyenne du soldat irlandais est de beaucoup inférieure à celle du soldat anglais et surtout à celle du soldat écossais. En effet, d'une part, le minimum de la taille, celle de 1ᵐ62 à 1ᵐ64, qui ne se rencontre sur 10,000 recrues, que

2,458 fois chez les Anglais
et 2,475 fois chez les Écossais,

se constate 3,235 fois chez l'Irlandais; d'autre part

on voit que sur 10,000 recrues, on trouve une taille supérieure à 1m72 (5 pieds 8 pouces),

2,317 fois chez les Écossais,
1,903 fois chez les Anglais,
1,707 fois chez les Irlandais.

Enfin, la taille de 1m82 et au-dessus, qui se trouve chez 115 Écossais sur 10,000 recrues, ne se rencontre plus que chez 60 Anglais et que chez 28 Irlandais.

Du poids des recrues.—Les hommes admis au service en 1860 ayant été pesés, leur poids s'est trouvé réparti ainsi qu'il suit sur 10,000 recrues :

Au-dessous de 45 kil. 34 (100 livres anglaises)	157
De 45 kil. 34 à 59,8 (100 à 110 livres)	663
De 49 kil. 8 à 54,4 (110 à 120 livres)	2,296
De 54 kil. 4 à 58,9 (120 à 130 livres)	2,817
De 58 kil. 9 à 63.4 (130 à 140 livres)	2,090
De 63 kil. 4 à 68 (140 à 150 livres)	1,254
De 68 kil. à 72,5 (150 à 360 livres)	488
De 72 kil. 5 à 77 (160 à 170 livres)	180
Au delà de 77 kil. (170 livres)	55
Total	10,000

On voit 1° que 157 hommes seulement sur 10,000 recrues avaient un poids inférieur à 45 kilogrammes; 2° que les 7/10 des recrues pesaient de 54 à 63 kilogrammes ; enfin, que 55 hommes seulement sur 10,000 recrues pesaient plus de 77 kilogrammes.

Taille et poids du soldat cipaye.—M. H. Marshall, ancien inspecteur général des hôpitaux militaires en Angleterre, a publié le tableau suivant qui résume la taille et le poids des sous-officiers et soldats de deux régiments cipayes (1).

(1) *Military miscellany; a history of the recruiting of the army, etc.* London, 1846, in-8°, p. 90. — L'auteur, qui paraît avoir emprunté ce document au *Foreign Quaterly Review,* vol. XXXIII, p. 397, rappelle qu'un ordre du 9 janvier 1809, non abrogé, déclare non admissible au service tout cipaye ayant moins de 5 pieds 6 pouces et âgé de moins de 16 ans ou de plus de 30 ans.

	INFANTERIE INDIGÈNE du Bengale.		INFANTERIE INDIGÈNE de Madras.	
	TAILLE en mètres.	POIDS en kilogr^mes.	TAILLE en mètres.	POIDS en kilogr^mes.
	mètres.		mètres.	
Grenadiers	1,803	64,995	1,739	54,246
1re compagnie	1,745	57,984	1,678	49,150
2e	1,743	56,172	1,668	46,092
3e	1,727	58,437	1,676	49,037
4e	1,719	55,492	1,650	50,283
5e	1,719	57,304	1,676	51,868
6e	1,713	57,191	1,676	45,526
Tirailleurs	1,713	57,304	1,668	52,774
Moyennes (1)	1,733	58,437	1,682	44,394

Ce tableau met en lumière non-seulement une différence notable dans la taille, mais surtout dans le poids des hommes des deux provinces. En effet, d'après ce document, le poids moyen du soldat de la province du Bengale excéderait de plus de *quatorze kilogrammes* celui du soldat de la province de Madras.

M. Allaire, médecin-major aux chasseurs à cheval de la garde, a bien voulu, à notre prière, entreprendre dans son régiment une série d'expériences sur la taille et le poids des hommes. Or, sur 705 hommes examinés par lui, ce consciencieux observateur a trouvé comme taille moyenne $1^{m},679$, et comme poids moyen $64^{k},500$, poids très-notablement supérieur à celui du soldat hindou, bien que la taille soit à peu près égale. Nous n'avons pas de documents sur le poids du *soldat* anglais ; mais les faits exposés plus haut montrent que, parmi les *recrues*, on compte 8,023 individus sur 10,000 qui ont un poids *inférieur* à 63 1/2 kilogrammes.

En 1783, Tenon avait trouvé le poids moyen suivant pour 60 hommes et 60 femmes âgés de 25 à 40 ans, appartenant aux environs de Paris, vêtements non compris.

(1) Le poids moyen indiqué dans le document original est de 9 *stones* 3 livres pour le soldat du Bengale, et de 7 *stones* 13 1/2 livres pour le soldat de Madras. Nous avons admis le *stone* à 14 livres de 453 grammes chacune.

	Maximum.	Minimum.	Moyenne.
Hommes.	83k,307	51k,398	62k,071
Femmes.	74k,038	36k,805	54k,916

On trouve dans les procès-verbaux de l'enquête du gouvernement anglais, *sur l'état sanitaire des grandes villes*, les indications suivantes pour la taille et le poids de l'homme moyen dans divers pays de l'Europe :

	TAILLE.		POIDS.
	Pieds,	pouces.	Livres anglaises.
Belgique.	5 1/2	6	140 1/2
Suède.	5	7	141
Russie.	5	8	143
Angleterre.	5	9	151

Il est à regretter que le document auquel j'emprunte ces indications n'ait pas indiqué les sources auxquelles elles ont été puisées.

M. Quételet a publié le bulletin suivant sur la marche de la taille et du poids des individus des deux sexes.

Tableau de la taille et du poids de l'homme aux divers âges et de la femme en Belgique.

AGES.	HOMMES.		FEMMES.	
	Taille.	Poids.	Taille.	Poids.
	m.	kil.	m.	kil.
0	0,500	3,20	0,490	2,91
1	0,698	9,45	0,690	8,79
2	0,791	11,34	0,781	10,67
3	0,864	12,47	0,852	11,79
4	0,928	14,23	0,915	13,00
5	0,988	15,77	1,974	14,36
6	1,047	17,24	1,031	16,00
7	1,105	19,10	1,086	17,54
8	1,162	20,76	1,141	19,08
9	1,219	22,65	1,195	21,36
10	1,275	24,52	1,248	23,52
11	1,330	27,10	1,299	25,65
12	1,387	29,82	1,353	29,82
13	1,439	34,38	1,403	32,94
14	1,493	38,76	1,453	36,70
15	1,546	43,62	1,499	40,37
16	1,594	49,67	1 535	43,57
17	1,634	52,85	1,555	47,31
18	1,638	57,85	1,564	51,03
20	1,674	60,06	1,572	52,28
25	1,680	62,93	1,577	53,28
30	1,684	63,65	1,579	54,33
40	1,684	63,67	1,579	55,23
50	1,674	63,46	1,536	56,16
60	1,639	61,94	1,516	54,30
70	1,623	59,52	1,514	51,51
80	1,613	57,83	1,506	49,37
90	1,613	57,83	1,505	49,34

Quelques mots sur les géants et les nains.

Pline rapporte que, de son temps, on amena à Rome un Arabe nommé Gabbara, dont la taille était de 9 pieds 9 pouces romains, ce qui revient à 8 pieds 10 pouces français. Deux autres géants dont parle Pline, qui vivaient sous Auguste, avaient même eu plus de 9 pieds. Au XVIe siècle, on vit à Rome, selon del Rio, un géant qui avait aussi cette taille. On peut donc croire sans difficulté que la grandeur de l'homme, dans le maximum de son développement et dans des cas extrêmement rares, peut s'élever jusqu'à 9 pieds. Quant à des tailles de 8 pieds ou 8 pieds et demi, il y en a un assez grand nombre de témoignages parfaitement authentiques; ainsi, l'un des gardes du corps du roi de Prusse, Guillaume 1er, avait 8 pieds et demi de hauteur, et le squelette d'une jeune fille, observé par Uffenbach, avait la même taille.

Les hommes les plus grands qu'on ait vus avaient 9 pieds, et les plus petits 2 pieds. On a trouvé un squelette humain de 9 pieds 4 pouces (anglais), près de Salisbury (*Gazette de France* du 21 septembre 1719); un Suisse, haut de 8 pieds, a été vu par Gaspard Bauhin (*Des hermaphrodites*, p. 78); un Frison avait aussi cette taille (Van der Linden, *Physiologia reformata*, p. 242; Stoller, *Wachstum des Menschen*, p. 18). Haller cite encore d'autres faits (*Dissertatio de gigantibus*, 1157) (1).

Parmi les nains, on cite entre autres celui à la mémoire duquel Auguste fit élever une petite statue dont les yeux, dit-on, étaient figurés par deux diamants; le nain et la naine de sa fille Julie, l'un nommé Canapas, l'autre Andromède; le nain que Tibère admettait à sa table, et qui ne craignait pas de dire à ce terrible amphytrion des vérités qu'aucun autre citoyen n'eût osé répéter sans s'exposer à la mort; les nains que Domitien avait rassemblés pour en former une troupe de gladiateurs grotesques. Au temps de Jamblique, vivait Atypius d'Alexandrie, philosophe

(1) Godron, *De l'espèce et des races*, Paris, 1859, t. II, p. 174.—.-G. Saint-Hilaire, *Ann. des scienc. nat.*, Ire série, t. XXVII.

renommé et excellent logicien; il n'avait pas deux pieds de haut (1), et il louait Dieu de n'avoir chargé son âme que d'une si petite portion de matière corruptible. Carachus, homme d'un jugement supérieur et conseiller intime du grand Saladin, était un nain. Tel était aussi Uladislas Cubitalis, qui régnait en Pologne vers 1306, et qui fut vaillant et heureux à la guerre. Cardan raconte qu'il vit en Italie un nain que l'on portait de ville en ville dans une cage à perroquet. Aux noces d'un duc de Bavière, un petit gentilhomme, armé de pied en cap, brisa tout à coup avec sa tête le dôme d'un pâté; il sortit vivement son épée du fourreau, fit le salut d'armes, tira au mur contre la croûte de sa prison, s'escrima contre les plats, tailla en pièces un verre de Bohême et coupa la tête à un faisan; après tout ce tapage, il traversa fièrement la table en entonnant un chant de victoire, et sauta légèrement à terre, son trophée à la main, aux grands applaudissements de la compagnie. La première femme de Joachim Frédéric, électeur de Brandebourg, s'était entourée d'un grand nombre de nains et de naines, et s'était donné le triste plaisir de les marier entre eux. On raconte que Catherine de Médicis eut la même fantaisie. Enfin, la princesse Nathalie, sœur du czar Pierre du côté maternel, célébra aussi le mariage d'un nain et d'une naine.

---

(1) Dans l'espèce chevaline, on constate des écarts plus considérables encore. D'un peu moins d'un mètre et demi au garrot, qui est la moyenne, la taille du cheval s'élève, dans plusieurs races, jusqu'à près de deux mètres, et descend à un mètre, et même moins, chez quelques autres, qui se trouvent ainsi, en volume, *huit, dix, douze fois moindres.* Deux chevaux d'une petite race propre à la Laponie et presque au terme de leur accroissement, mesurés au garrot, ont donné à J. Geoffroy Saint-Hilaire, l'un 947 millimètres, l'autre 892 seulement. La taille du cheval s'abaisse plus encore aux îles Hébrides, aux Orcades et aux îles Shetland, où elle descend à 91 et 76 centimètres (*).

(*) D. Low, *Domesticated Animals of Great Britain*, Londres, in-4, 1842, traduction de Royer, sous ce titre : *Histoire naturelle agricole des animaux domestiques*, Paris, in-8, 1846, t. I, p. 95 et 96.

Des lois de la croissance de l'homme.

A quel âge la croissance de l'homme peut-elle être considérée en France comme complète? Nous manquons de documents pour résoudre cette question ; mais voici les résultats obtenus en Belgique par M. Quetelet, dans trois séries de jeunes soldats de 300 hommes chacune, et appartenant à diverses catégories d'âges.

19 ans.	25 ans.	30 ans.
1m,6630	1m,6822	1m,6834
1m,6695	1m,6735	1m,6873
1m,6620	1m,6692	1m,6817
1m,6648	1m,6650	1m,6841

Les 900 hommes observés se classaient ainsi qu'il suit :

	NOMBRE D'INDIVIDUS		
	de 19 ans.	de 25 ans.	de 30 ans.
De 15 à 16 décimètres.	32	17	15
De 16 à 17.	173	174	163
De 17 à 18.	92	103	109
De 18 à 19.	3	5	12
De 19 à 20.	»	1	1
	300	300	300

On voit que la croissance de l'homme en Belgique n'est pas même terminée à 25 ans, et que la plus grande proportion des hautes tailles se trouve parmi les hommes de 30 ans.

Le docteur Liharzik, de Vienne, après avoir, pendant une période de près de sept ans, déterminé par plus de 6,000 mensurations, répétées sur 300 individus d'âges différents, les dimensions de toutes les parties du corps, est arrivé aux résultats suivants : La structure du corps de l'homme, dans son ensemble, est basée sur six dimensions, comprises dans la longueur totale. Ces six dimensions sont :

1. La longueur de la tête, de son sommet jusqu'au bout du menton;

2. Celle du cou, du bout du menton jusqu'au bord supérieur du sternum;

3. La longueur du sternum, de son bord supérieur jusqu'à la terminaison du cartilage xiphoïde;

4. La distance du cartilage xiphoïde au bord supérieur de la symphyse pubienne, distance que l'ombilic divise en deux parties égales;

5. La longueur totale de la cuisse et de la jambe;

6. L'élévation verticale du centre de la malléole interne au-dessus de la plante du pied.

Selon le même auteur, l'accroissement total de toutes les parties du corps comprend 24 époques, dont la somme équivaut à une période de vingt-cinq années. « Le premier mois solaire après la naissance constitue la 1re de ces époques. Chacune des trois époques suivantes est plus longue d'un mois que celle qui la précède immédiatement, c'est-à-dire que la 2e époque est de 2 mois solaires, la 3e de 3, la 12e de 12 et la 24e de 24 de ces mois. La somme de toutes ces 24 époques équivaut donc à une période de 300 mois solaires. Ces 24 époques se groupent en trois sous-divisions; la 1re de 6 époques (de la naissance jusqu'à la fin du 21e mois de la vie), la 2e des 12 époques suivantes (du 21e au 171e mois), la 3e des 6 dernières époques (du 171e mois jusqu'à la fin du 300e mois). Ces trois sous-divisions se caractérisent, en ce que les époques que chacune d'elles embrasse offrent la même augmentation de croissance, et que les différences qu'on remarque dans cette augmentation ne portent que sur chacune des trois subdivisions considérées isolément, c'est-à-dire que la croissance pendant la 1re sous-division procède plus énergiquement que pendant les deux autres, qu'elle subit un ralentissement relatif pendant la 2e, et que pendant la 3e, elle redevient plus énergique par rapport à plusieurs parties du corps (1). »

Le tableau ci-joint offre un aperçu numérique de cette augmentation de croissance pour chacune de ces 24 époques.

---

(1) E.-P. Liharzik, *La loi de la croissance et de la structure de l'homme*. Vienne, 1862. In-4°, p. 7 à 10.

Loi de la croissance de l'homme.

Unité de mesure. — Un centimètre. — Sexe masculin.

Époques.	Age exprimé en mois.	LONGUEUR du cou.	LONGUEUR de la tête.	LONGUEUR du sternum.	Distance de l'appendice xiphoïde à l'ombilic et de celui-ci à la symphyse pubienne.	Total de la longueur du haut de la cuisse et de la jambe.	De la plante du pied au centre de la malléole interne.	Distance du vertex à la symphyse pubienne.	Distance de la symphyse pubienne à la plante du pied.	Longueur du corps entier.
Le nouveau-né.		1	12	7	5+5	18	2	30	20	50
1	1	1 8/12	13	8	5 6/12+5 6/12	21	2 2/12	33 8/12	23 2/12	56 10/12
2	3	2 4/12	14	9	6+6	24	2 4/12	37 4/12	26 4/12	63 8/12
3	6	3	15	10	6 6/12+6 6/12	27	2 6/12	41	29 6/12	70 6/12
4	10	3 8/12	16	11	7+7	30	2 8/12	44 8/12	32 8/12	77 4/12
5	15	4 4/12	17	12	7 6/12+7 6/12	33	2 10/12	48 4/12	35 10/12	84 2/12
6	21	5	18	13	8+8	36	3	52	39	91
7	28	5 2/12	18 5/12	13 8/12	8 4/12+8 4/12	39 10/12	3 3/12	53 11/12	43 1/12	97
8	36	5 4/12	18 10/12	14 4/12	8 8/12+8 8/12	43 8/12	3 6/12	55 10/12	47 2/12	103
9	45	5 6/12	19 3/12	15	9+9	47 6/12	3 9/12	57 9/12	51 3/12	109
10	55	5 8/12	19 8/12	15 8/12	9 4/12+9 4/12	51 4/12	4	59 8/12	55 4/12	115
11	66	5 10/12	20 1/12	16 4/12	9 8/12+9 8/12	55 2/12	4 3/12	61 7/12	59 5/12	121
12	78	6	20 6/12	17	10+10	59	4 6/12	63 6/12	63 6/12	127
13	91	6 2/12	20 11/12	17 8/12	10 4/12+10 4/12	62 10/12	4 9/12	65 5/12	67 7/12	133
14	105	6 4/12	21 4/12	18 4/12	10 8/12+10 8/12	66 8/12	5	67 4/12	71 8/12	139
15	120	6 6/12	21 9/12	19	11+11	70 6/12	5 3/12	69 3/12	75 9/12	145
16	136	6 8/12	22 2/12	19 8/12	11 4/12+11 4/12	74 4/12	5 6/12	71 2/12	79 10/12	151
17	153	6 10/12	22 7/12	20 4/12	11 8/12+11 8/12	78 2/12	5 9/12	73 1/12	83 11/12	157
18	171	7	23	21	12+12	82	6	75	88	163
19	190	7 4/12	23 2/12	21 2/12	12 2/12+12 2/12	82 6/12	6 6/12	76	89	165
20	210	7 8/12	23 4/12	21 4/12	12 4/12+12 4/12	83	7	77	90	167
21	231	8	23 6/12	21 6/12	12 6/12+12 6/12	83 6/12	7 6/12	78	91	169
22	253	8 4/12	23 8/12	21 8/12	12 8/12+12 8/12	84	8	79	92	171
23	276	8 8/12	23 10/12	21 10/12	12 10/12+12 10/12	84 6/12	8 6/12	80	93	173
24	300	9	24	22	13+13	85	9	81	94	175

Époques.	L'EXTRÉMITÉ ÉTANT ÉTENDUE HORIZONTALEMENT. — LONGUEUR de la clavicule.	LONGUEUR de l'avant-bras.	LONGUEUR du haut du bras.	LONGUEUR de la ligne médiane du corps à la tête de l'humérus.	Demi-longueur du corps.	Demi-largeur des épaules. — Demi-largeur des hanches.	Diamètre transversal de la tête.	Diamètre droit de la tête.	Circonférence du crâne.	Circonférence thoracique.	Diamètre droit du thorax. — Diamètre droit du pelvis.
Le nouveau-né.	6	7	9	3	25	5	10	12	36	36	10
1	6 19/24	7 23/24	10 3/12	3 5/12	28 5/12	5 93/144	10 7/12	12 8/12	38 4/12	39	11
2	7 14/24	8 22/24	11 6/12	3 10/12	31 10/12	6 45/144	11 2/12	13 4/12	40 8/12	42	12
3	8 9/24	9 21/24	12 9/12	4 3/12	35 3/12	6 141/144	11 9/12	14	43	45	13
4	9 4/24	10 20/24	14	4 8/12	38 8/12	7 93/144	12 4/12	14 8/12	45 4/12	48	14
5	9 23/24	11 19/24	15 3/12	5 1/12	42 1/12	8 43/144	12 11/12	15 4/12	47 8/12	51	15
6	10 18/24	12 18/24	16 6/12	5 6/12	45 6/12	8 23/24	13 6/12	16	50	54	16
7	11 23/48	13 27/48	17 7/12	5 21/24	48 6/12	9 163/288	13 9/12	16 3/12	50 4/12	56	16 5/12
8	12 10/48	14 18/48	18 8/12	6 6/24	51 6/12	10 50/288	14	16 6/12	50 8/12	58	16 10/12
9	12 45/48	15 9/48	19 9/12	6 15/24	54 6/12	10 225/288	14 3/12	16 9/12	51	60	17 3/12
10	13 32/48	16	20 10/12	7	57 6/12	11 112/288	14 6/12	17	51 4/12	62	17 8/12
11	14 19/48	16 39/48	21 11/12	7 9/24	60 6/12	11 287/288	14 9/12	17 3/12	51 8/12	64	18 1/12
12	15 6/48	17 30/48	23	7 18/24	63 6/12	12 174/288	15	17 6/12	52	66	18 6/12
13	15 41/48	18 21/48	24 1/12	8 3/24	66 6/12	13 61/288	15 3/12	17 9/12	52 4/12	68	18 11/12
14	16 28/48	19 12/48	25 2/12	8 12/24	69 6/12	13 236/288	15 6/12	18	52 8/12	70	19 4/12
15	17 15/48	20 3/48	26 3/12	8 21/24	72 6/12	14 123/288	15 9/12	18 3/12	53	72	19 9/12
16	18 2/48	20 42/48	27 4/12	9 6/24	75 6/12	15 10/288	16	18 6/12	53 4/12	74	20 2/12
17	18 37/48	21 33/48	28 5/12	9 15/24	78 6/12	15 185/288	16 3/12	18 9/12	53 8/12	76	20 7/12
18	19 24/48	22 24/48	29 6/12	10	81 6/12	16 18/72	16 6/12	19	54	78	21
19	19 9/12	22 10/12	29 10/12	10 1/12	82 6/12	16 33/72	16 8/12	19 4/12	54 6/12	81 6/12	21 6/12
20	20	23 2/12	30 2/12	10 2/12	83 6/12	16 48/72	16 10/12	19 8/12	55	85	22
21	20 3/12	23 6/12	30 6/12	10 3/12	84 6/12	16 63/72	17	20	55 6/12	88 6/12	22 6/12
22	20 6/12	23 10/12	30 10/12	10 4/12	85 6/12	17 6/72	17 2/12	20 4/12	56	92	23
23	20 9/12	24 2/12	31 2/12	10 5/12	86 6/12	17 21/72	17 4/12	20 8/12	56 6/12	95 6/12	23 6/12
24	21	24 6/12	31 6/12	10 6/12	87 6/12	17 36/72	17 6/12	21	57	99	24

Tous ces chiffres expriment des distances linéaires prises sur le corps même, *étendu horizontalemnnt* sur un plan horizontal solide. Les mensurations ont été prises sur les corps vivants, au moyen d'un étalon divisé en centimètres; les chiffres du tableau représentent donc les dimensions réelles en centimètres. Le développement graduel de l'accroissement se trouvant ainsi représenté en chiffres, depuis le moment de la naissance jusqu'au terme de sa dernière époque (la 24ᵉ), on est à même de construire la forme du corps normal pour un âge quelconque et pour chacun des deux sexes. Il suffit, à cet effet, de transférer sur une ligne verticale, et, d'après une échelle choisie à volonté, toutes les dimensions en longueur que le tableau accuse pour le sexe et l'âge en question.

De la taille au point de vue ethnologique.

Les deux cartes que nous avons établies sur la distribution de la taille en France ont mis en lumière l'influence prépondérante de la race sur la hauteur de l'homme, et il nous semble très-désirable que de nouvelles recherches soient faites dans cette direction, au moins pour d'autres pays (1).

Pigafitta, l'historien du voyage de Magellan, et Oviedo ne donnent pas moins de 13 pieds, c'est-à-dire 4 mètres

(1) Cette influence de la race sur la taille ressort également : 1° de la carte publiée par M. Broca dans le tome Iᵉʳ des *Mémoires de la société d'Anthropologie*, et ayant pour base les documents numériques que nous avions publiés dans le tome II du *Traité de géographie et de statistique médicales*; 2° de la carte publiée par l'un de nos aides-majors à l'hôpital de Vincennes, M. Sistach, dans le tome VI du *Recueil de mémoires de médecine militaire*.

Il nous a semblé que la division de la France en quatre parties *égales*, adoptée par ces deux auteurs, ne faisait pas assez ressortir l'influence de la race, et nous lui avons préféré la division en trois parties inégales, comptant respectivement 45 départements noirs, 8 départements gris et 33 départements blancs, chiffres dictés par la seule considération du groupement géographique. Ce groupement, avec trois teintes seulement au lieu de quatre, nous a paru mieux mettre en lumière l'influence proportionnelle des deux grandes races gauloises (Kimris et Celtes) sur la distribution de la taille dans notre pays.

20 centimètres aux Patagons; mais l'amiral anglais Drake déclarait déjà qu'il se trouvait parmi ses compatriotes des individus d'une taille plus élevée que le plus grand des Patagons.

La moyenne prise par Alc. d'Orbigny sur un grand nombre d'individus de cette nation, est de 1 mètre 73 centimètres, taille de nos cuirassiers. D'autre part, les Lapons du Finmark n'atteignent en moyenne que 1 mètre 50 centimètres, et les Esquimaux (1) et les Boschisman (2) 1 mètre 30 centimètres.

On a souvent remarqué une taille exceptionnellement élevée dans les classes aristocratiques de la population ; mais c'est à tort que quelques auteurs ont attribué à une nourriture plus abondante cette différence, qui, selon nous, doit être attribuée à une influence d'hérédité et au choix de femmes grandes fait par des hommes grands eux-mêmes. Volney (3) a signalé une différence de ce genre parmi les Bédouins, entre les gens de basse extraction et les cheiks, entre les Arabes nomades et les Arabes agriculteurs. Il s'exprime ainsi : « En général, les Bédouins (de Syrie) sont petits, maigres et hâlés, plus cependant au sein du désert, moins sur la frontière du pays cultivé, mais là même toujours plus que les laboureurs du voisinage. Un même camp offre aussi cette différence, et j'ai remarqué que les cheiks, c'est-à-dire les riches et les serviteurs, étaient toujours plus grands et plus charnus que le peuple... On n'en doit attribuer la raison qu'à la nourriture, qui est plus abondante pour la première classe que pour la dernière. On peut même dire que le commun des Bedouins vit dans une misère et une famine habituelles. Il paraîtra peu croyable parmi nous, mais il n'est pas moins vrai que la somme ordinaire des aliments de la plupart d'entre eux ne passe pas

(1) Pauw, *Recherches philosophiques sur les Américains*. Berlin, 1768, in-12, t. I, p. 259.

(2) Péron, *Voyage de découvertes aux terres australes*. Paris, 1807, in-4°, t. 1, p. 308.

(3) *Voyage en Égypte et en Syrie pendant les années* 1783 *à* 1785. Paris, 1825, in-8°, t. I, p. 342.

six onces par jour; c'est surtout chez les tribus du Nadji et de l'Hedjaz que l'abstinence est portée à son comble. Six ou sept dattes, trempées dans du beurre fondu, quelque peu de lait doux ou caillé suffisent à la journée d'un homme. » Il ajoute (1) plus loin : « Les Fellahs d'Égypte sont des Arabes qui ont envahi l'Égypte en l'an 640 ; ils sont agriculteurs ou artisans. Ils ont conservé leur physionomie originelle, mais ils ont pris une taille plus forte et plus élevée, *effet naturel d'une nourriture plus abondante que celle des déserts.* »

C'est cette étiologie, souvent reproduite depuis lors par divers auteurs (2), qui nous paraît essentiellement contestable et même erronée.

Forster (3) a constaté qu'à Taïti les Arées ou chefs sont très-supérieurs aux Tontons, ou gens du bas peuple, par leur haute stature, leur corpulence et l'élégance de leurs formes. Bougainville (4) avait fait antérieurement les mêmes observations; et Cook, dans son premier Voyage (5), dit aussi que les Taïtiennes de bonne famille sont d'une taille au-dessus de la moyenne, tandis que les femmes de la classe inférieure sont bien moins grandes et même très-petites. Aux îles Sandwich, les chefs se distinguent aussi des autres indigènes par leur stature élevée et des formes athlétiques (6).

M. Quételet (7) a pris les mesures suivantes sur quelques hommes en Belgique, sur l'hercule américain Cantfield et sur cinq Indiens de la tribu des O-jib-be-wa's; parmi ceux-ci se trouvaient le chef de la tribu et un chef de guerre. Tous ces hommes pouvaient être considérés comme généralement bien conformés : il comptaient de 18 à 25 ans, à

(1) *Voyage en Égypte*, etc., t. I, p. 61.

(2) Godron, *de l'Espèce et des Races*, Paris, 1859, t. I, p. 287 à 288.

(3) Forster, *Second Voyage de Cook*, trad. franç. Paris, 1777, in-4°, t. II, p. 356, et t. V, p. 210, 235 et 236.

(4) Bougainville, *Voyage autour du monde*. Paris, 1772, in-8°, t. II, p. 75.

(5) Cook, *Premier Voyage*, dans la collection d'Hawksworth, trad. franç., t. II, p. 448.

(6) Quoy et Gaimard, *Voyage de l'Astrolable. Zoologie*, t. I, p. 23.

(7) A. Quételet, *Du syst. social*. Paris, 1848, p. 308 et 309.

l'exception des deux chefs, qui en avaient l'un 32 et l'autre 42.

	LE CHEF indien.	LE CHEF de guerre.	MODÈLE belge.	TROIS jeunes Indiens.	DIX soldats belges.	CANTFIELD.
Age	42	32	25	20	20 à 25	21
Taille ou hauteur totale	1,832	1,875	1,860	1,733	1,750	1,730
Largeur des bras étendus	1,900	1,972	1,910	1,818	1,864	1,800
Hauteur de la tête	0,225	0,242	0,242	0,232	0.236	0,226
Plus grand diamètre de la tête	0,255	0,264	0,252	0,253	0,255	0,238
Circonférence par les sinus frontaux	0,595	0,573	0,578	0,577	0,564	0,572
Distance extérieure des yeux	0,098	0,095	0,102	0,098	0,099	0,094
Largeur du nez aux narines	»	0,040	0,036	0,038	0,036	0,033
Grandeur de la bouche	»	0,062	0,061	0,054	0,053	0,047
Distance des épaules entre les apophyses acromions	0,420	0,420	0,420	0,410	0,400	0,420
Largeur de la poitrine (aisselles)	0,372	0,342	0,320	0,349	0,301	0,350
Distance des deux seins	0,260	»	0,205	0,234	0,202	0,230
Grandeur de la main	0,200	0,205	0,211	0,192	0,196	0,198
Grandeur du pied	0,257	0,270	0,275	0,242	0·268	0,260
Depuis le trochanter jusqu'à terre	0,968	0,968	0,960	0,899	0,920	0,887
Depuis le milieu de la rotule jusqu'à terre	0,528	0,548	0,510	0,479	0,494	0,508
Diamètre entre les trochanters	0,358	0,390	0,370	0,338	0,332	0,320
Circonférence de la poitrine	0,968	0,920	0,964	0,923	0,928	1,007
Longueur du bras depuis les apophyses acromions jusqu'à l'extrémité de la main	0,840	0,859	0,850	0,772	0,805	0,748

En faisant des rapprochements, dit M. Quételet, entre Cantfield et la moyenne des trois jeunes Indiens qui avaient à peu près le même âge et la même taille, et dont le développement était d'ailleurs extraordinairement beau, on pourra remarquer une similitude très-grande. Peut-être s'étonnera-t-on de trouver que la tête des Indiens était un peu plus forte que celle de l'hercule. La largeur de la poitrine, chez ce dernier, était tout aussi remarquable, et la distance des deux seins dépassait également de trois centimètres environ celle qui avait été observée sur les poitrines de dix soldats belges d'un régiment d'élite (*les guides*).

M. d'Orbigny a réuni sur la taille des peuples et des races de l'Amérique du Sud un grand nombre de documents importants, dont nous croyons devoir donner le résumé suivant :

Tableau de la taille moyenne des peuplades de l'Amérique du Sud, selon la nation, le rameau et la race.

RACES.	RAMEAUX.	NOMS des nations.	TAILLE moyenne par nations en mètre.	TAILLE moyenne par rameaux.	TAILLE moyenne par race.
			m	m	m
ANDO-PÉRUVIENNE.	Péruvien.	Quichua.	1,600	1,5972	1,6272
		Aymara	1,600		
		Chango.	1,590		
		Atacama.	1,600		
	Antisien.	Yuracarès	1,660	1,6454	
		Mocéténès.	1,650		
		Tocana.	1,649		
		Maropa.	1,650		
		Apolista.	1,620		
	Araucanien. . . .	Araucano	1,620	1,6411	
		Fuégien	1,663		
PAMPÉENNE.	Araucanien. . . .	Patagon	1,730	1,6884	1,6732
		Puelche.	1,700		
		Charrua.	1,680		
		Mbocobi.	1,680		
		Mataguayo.	1,670		
		Abipones.	1,680		
		Lengua.	1,680		
	Chiquitéen.	Samucu.	1,663	1,6630	
		Chiquito.	1,663		
		Saravéca.	1,663		
		Otuké	1,663		
		Curuminaca	1,663		
		Covaréca.	1,663		
		Coravès	1,663		
		Tapiis.	1,663		
		Curucanéca. . . .	1,663		
		Jaiconéca.	»		
		Corabéca.	1,663		
	Moxéen.	Moxol.	1,677	1,6704	
		Chapacura.	1,663		
		Itonama.	1,649		
		Canichana.	1,677		
		Movima	1,690		
		Cayuvava.	1,677		
		Jacaguara	1,670		
		Iténès.	1,677		
	Brasilio-Guaranienne.	Guarani.	1,620	1,6200	1,6200
		Botocudo.	1,620		

TABLEAU *comparatif de la taille, etc.*

NUMÉROS d'ordre.	NOMS DES NATIONS.	TAILLE moyenne des hommes.	TAILLE extrême des hommes.	TAILLE moyenne des femmes.	LIMITES D'HABITATION en latitude méridionale.	LIMITES D'HABITATION en élévation au-dessus du niveau de la mer.	NATURE DES TERRAINS HABITÉS.	RACES auxquelles elles appartiennent.	RAMEAUX auxquels elles appartiennent.
		mètre.	mètre.	mètre.		mètres.			
1	Patagon	1,730	1,920	1,620	39° au 53°	»	Plaines sèches, arides et froides	Pampéenne	Pampéen.
2	Puelche	1,700	1,800	1,620	34° au 41°	»	Plaines sèches et arides	Idem.	Idem.
3	Movima	1,690	1,740	1,620	14°	»	Plaines humides et chaudes	Idem.	Moxéen.
4	Charrua	1,680	1,760	1,600	31° au 53°	»	Plaines tempérées	Idem.	Pampéen.
5	Mbocobi	1,680	1,730	1,590	21° au 32°	»	Idem.	Idem.	Idem.
6	Abipones	1,680	1,000	»	28° au 30°	»	Idem.	Idem.	Idem.
7	Lengua	1,680	»	»	27°	»	Idem.	Idem.	Idem.
8	Moxo	1,677	1,785	1,552	13° au 16°	»	Plaines chaudes et humides	Idem.	Moxéen.
9	Canichana	1,677	1,785	1,550	13° au 14°	»	Idem.	Idem.	Idem.
10	Cayuvava	1,677	1,785	1,552	12° au 13°	»	Idem.	Idem.	Idem.
11	Sténès	1,677	»	»	12° au 13°	»	Idem.	Idem.	Idem.
12	Pacaguara	1,670	»	»	10°	»	Idem.	Idem.	Idem.
13	Mataguayo	1,670	1,720	»	22° au 28°	»	Plaines chaudes	Idem.	Pampéen.
14	Chapacura	1,663	1,760	1,535	15°	»	Plaines inondées	Idem.	Moxéen.
15	Samucu	1,663	1,760	1,535	18° au 20°	»	Collines basses, chaudes	Idem.	Chiquitéen.
16	Chiquito	1,663	1,000	1,535	16° au 18°	»	Idem.	Idem.	Idem.
17	Saravéca	1,663	»	1,535	16°	»	Idem.	Idem.	Idem.
18	Otuké	1,663	»	1,535	17° au 18°	»	Idem.	Idem.	Idem.
19	Curuminaca	1,663	»	1,535	16°	»	Idem.	Idem.	Idem.
20	Covaréca	1,663	»	1,535	17°	»	Idem.	Idem.	Idem.
21	Curavès	1,663	»	1,535	19°	»	Idem.	Idem.	Idem.
22	Tapiis	1,663	»	1,535	17°	»	Idem.	Idem.	Idem.
23	Curucanéca	1,663	»	1,535	16°	»	Idem.	Idem.	Idem.
24	Paiconéca	1,663	»	1,535	16°	»	Idem.	Idem.	Idem.
25	Fuégiens	1,663	»	1,540	50° au 56°	»	Littoral de montagnes froides et basses	Ando-Péruvienne	Araucanien.
26	Yuracarès	1,660	1,760	1,530	16° au 17°	600 à 1000	Pied des montagnes boisées, chaudes	Idem.	Antisien.
27	Mocéténès	1,650	1,680	»	16°	1000?	Montagnes boisées, chaudes	Idem.	Idem.
28	Maropa	1,650	»	»	13°	»	Pied des montagnes	Idem.	Idem.
29	Tacana	1,649	4,700	»	13° au 15°	1200?	Montagnes boisées	Idem.	Idem.
30	Stonama	1,649	1,730	1,550	13° au 14°	»	Plaines inondées, chaudes	Pampéenne	Moxéen.
31	Guarani	1,620	1,730	1,490	»	»	Collines boisées	Brasilio-guaranienne	»
32	Botocudo	1,620	1,000	»	»	»	Idem.	Idem.	»
33	Apolistas	1,620	»	»	15°	»	Montagnes tempérées	Ando-Péruvienne	Antisien.
34	Arancano	1,620	1,730	1,460	30° au 50°	»	Idem.	Idem.	Araucanien
35	Quichua	1,600	1,700	1,460	0° au 28°	2500 à 5000	Montagnes sèches, arides, froides	Idem.	Péruvien.
36	Aymara	1,600	1,650	1,460	15° au 20°	2500 à 5000	Idem.	Idem.	Idem.
37	Atacama	1,600	»	»	19° au 22°	2500?	Idem.	Idem.	Idem.
38	Changol	1,590	1,650	1,445	22° au 24°	»	Littoral des montagnes	Idem.	Idem.

De la répartition des hautes tailles en France.

On comprend que le classement des départements d'après les *exemptions pour défaut de taille*, tel que nous l'avons présenté plus haut, ne donne point une idée de la *taille moyenne* de chaque département, mais qu'il n'offre, en quelque sorte, que la répartition de la moyenne des jeunes gens, âgés de 20 ans accomplis, qui ont ou qui n'ont pas le minimum légal de 1m,560.

Pour avoir la taille moyenne des jeunes gens parvenus à l'âge du recrutement, il faudrait connaître la taille, non-seulement de ceux qui sont admis, mais encore celle de ceux qui sont exemptés pour défaut de taille *ou pour infirmités*. Or, le Gouvernement n'a jusqu'ici publié aucun document sur ce dernier point. En revanche, les *Comptes rendus* du Ministère de la guerre indiquent, pour chaque département, la proportion des diverses tailles sur un contingent de 10,000 hommes. C'est à l'aide de ce document que nous avons construit le tableau suivant, qui résume, pour une période de cinq années (de 1836 à 1840), la proportion des recrues de chaque département ayant une taille supérieure à 1m,732 (taille des cuirassiers), sur un contingent de 10,000 hommes.

On verra, par ce tableau, combien les hautes tailles sont inégalement réparties entre les divers départements ; à telles enseignes, que le Doubs présente cinq fois plus de recrues ayant une taille supérieure à 1m,732 que la Haute-Vienne. Cette taille ne se trouve déjà que chez un dixième du contingent dans 20 départements ; 18 départements ne la présentent pas même chez un vingtième ; enfin, dans 48 départements, on la trouve de 500 à 1,000 fois sur 10,000 recrues, c'est-à-dire dans des proportions qui varient d'un dixième à un vingtième du contingent.

TABLEAU *des 86 anciens départements classés d'après le nombre des recrues ayant une taille supérieure à* 1^{m},732 (*taille des cuirassiers*) *sur un contingent de* 10,000 *hommes.*

NUMÉROS D'ORDRE.	DÉPARTEMENTS.	PROPORTION sur 10,000 recrues.	NUMÉROS D'ORDRE.	DÉPARTEMENTS.	PROPORTION sur 10,000 recrues.
1	Doubs	1,560	45	Loire-Inférieure	664
2	Somme	1,354	46	Maine-et-Loire	661
3	Nord	1,344	47	Cher	656
4	Jura	1,289	48	Aude	652
5	Meurthe	1,227	49	Gironde	651
6	Rhin (Bas)	1,227	50	Pyrénées (Hautes)	643
7	Ain	1,185	51	Pyrénées - Orientales	635
8	Oise	1,128	52	Gers	602
9	Aube	1,127	53	Indre-et-Loire	580
10	Marne (Haute)	1,112	54	Vaucluse	578
11	Pas-de-Calais	1,108	55	Indre	575
12	Aisne	1,099	56	Vienne	562
13	Manche	1,089	57	Sarthe	555
14	Loiret	1,067	58	Ariége	554
15	Rhin (Haut)	1,048	59	Nièvre	543
16	Seine-et-Marne	1,048	60	Tarn-et-Garonne	541
17	Meuse	1,042	61	Tarn	536
18	Marne	1,023	62	Pyrénées (Basses)	534
19	Rhône	1,015	63	Mayenne	526
20	Moselle	1,006	64	Drôme	521
21	Saône (Haute)	998	65	Cantal	517
22	Seine-et-Oise	983	66	Garonne (Haute)	515
23	Isère	974	67	Vendée	515
24	Yonne	958	68	Lozère	512
25	Côte-d'Or	952	69	Lot-et-Garonne	492
26	Charente-Inférieure	947	70	Bouches-du-Rhône	469
27	Ardennes	893	71	Lot	460
28	Seine-Inférieure	881	72	Alpes (Basses)	454
29	Calvados	858	73	Loire (Haute)	446
30	Hérault	843	74	Creuse	439
31	Sèvres (Deux)	825	75	Côtes-du-Nord	434
32	Saône-et-Loire	818	76	Morbihan	432
33	Eure	791	77	Corrèze	427
34	Seine	787	78	Puy-de-Dôme	419
35	Loire	752	79	Charente	412
36	Vosges	736	80	Dordogne	388
37	Eure-et-Loir	721	81	Allier	380
38	Orne	694	82	Alpes (Hautes)	362
39	Aveyron	686	83	Ille-et-Vilaine	353
40	Loir-et-Cher	684	84	Finistère	344
41	Ardèche	680	85	Landes	344
42	Var	675	86	Vienne (Haute)	316
43	Gard	670			
44	Corse	661		FRANCE	776

Cet ensemble de faits se trouve résumé dans la carte ci-jointe, dont les deux teintes indiquent les départements les mieux (blancs) et les moins bien (gris) partagés. Des deux nombres inscrits au centre de chaque département, le premier désigne le numéro d'ordre, le second indique la proportion des recrues ayant $1^m,732$ sur un contingent de 10,000 hommes.

Le simple groupement des départements à teinte grise montre une fois de plus combien la taille est indépendante du milieu en général et du bien-être et de la misère en particulier, comme on l'a cru et répété jusqu'ici. Ici donc encore se manifeste, comme précédemment, l'influence prépondérante des deux grandes races gauloises (Kymris et Celtes), ou, si mieux on aime, l'influence de l'hérédité. En résumé, ce sont les hommes grands qui font les hommes grands.

Ainsi par exemple, si l'on compare les départements de l'ancienne province de Bretagne (1) avec ceux de la Normandie (2), on constate les résultats suivants :

BRETAGNE.	Proportion sur 10,000 recrues.	NORMANDIE.	Proportion sur 10,000 recrues.
Finistère.	344	Eure.	791
Ille-et-Vilaine. . .	353	Calvados.	858
Morbihan.	432	Seine-Inférieure. .	881
Côtes-du-Nord. . .	434	Manche.	1089
Loire-Inférieure. .	661		
Moyenne. . .	444	Moyenne. . .	904

On voit que dans deux provinces placées l'une à côté de l'autre et dans des conditions pour ainsi dire identiques quant au milieu, la proportion des hommes de haute taille varie en moyenne de 444 à 904 sur 10,000 recrues, et il est manifestement impossible d'attribuer cette différence à une autre cause qu'à la race.

Si nous portons nos investigations sur des tailles plus

(1) Nous laissons de côté le département de la Vendée, dont une portion seulement faisait partie de la Bretagne.

(2) Nous omettons le département de l'Orne, qui n'appartenait qu'en partie à la Normandie.

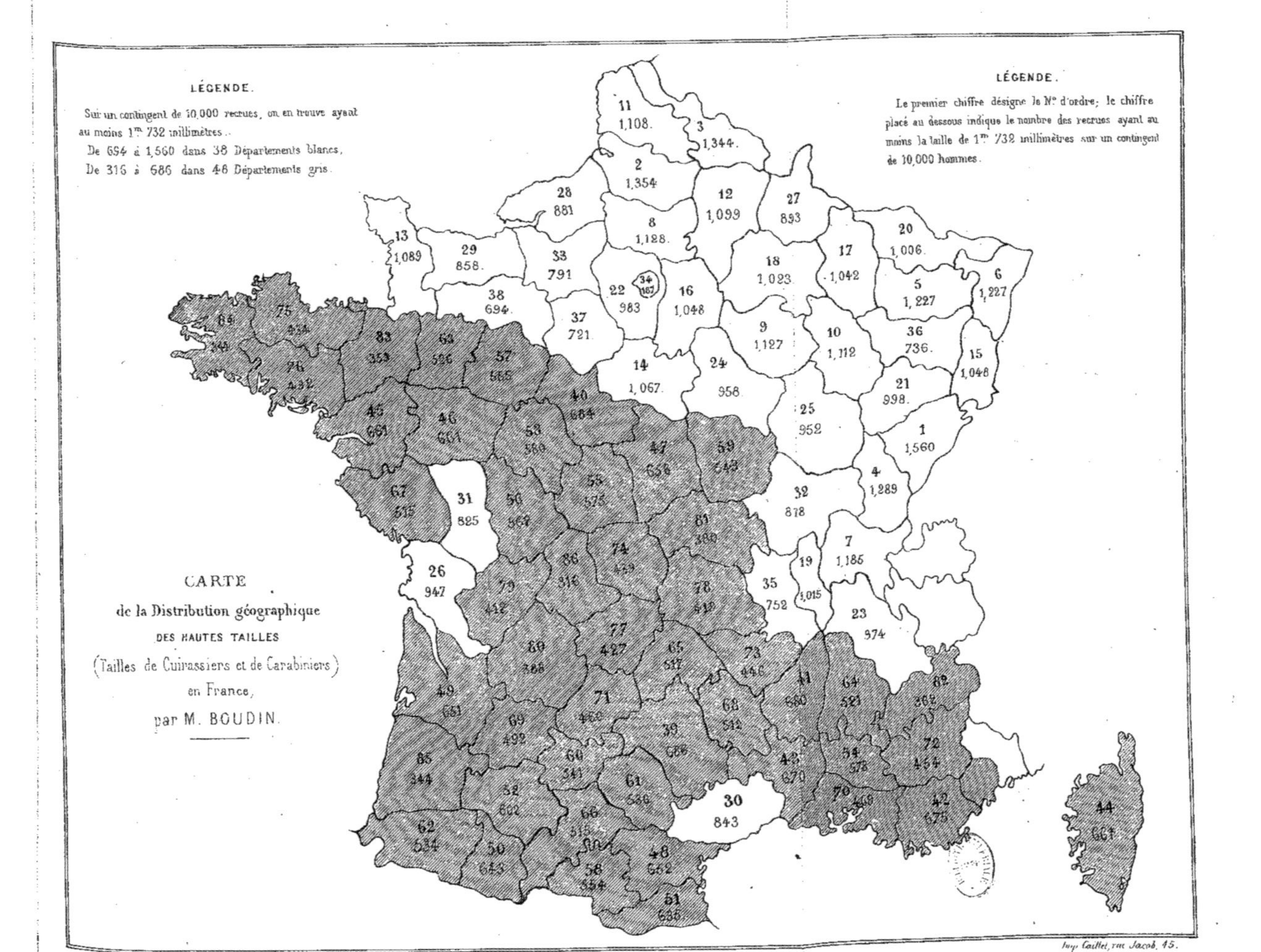
LÉGENDE.
Sur un contingent de 10,000 recrues, on en trouve ayant au moins 1m 732 millimètres.
De 694 à 1,560 dans 38 Départements blancs,
De 316 à 686 dans 46 Départements gris.
LÉGENDE.
Le premier chiffre désigne le No d'ordre; le chiffre placé au dessous indique le nombre des recrues ayant au moins la taille de 1m 732 millimètres sur un contingent de 10,000 hommes.
CARTE
de la Distribution géographique
DES HAUTES TAILLES
(Tailles de Cuirassiers et de Carabiniers)
en France,
par M. BOUDIN.
Imp. Caillet, rue Jacob, 45.

élevées encore (1), nous trouvons qu'une taille supérieure à 1m,895 ne se rencontre que dans 18 départements qui sont :

	Sur 10,000 recrues.		Sur 10,000 recrues.
Ain.	2	Nord.	7
Cantal.	4	Oise.	4
Côte-d'Or.	2	Saône-et-Loire.	1
Loire-Inférieure.	3	Seine-Inférieure.	1
Loiret.	2	Deux-Sèvres.	2
Manche.	1	Vendée.	4
Marne.	2	Vosges.	16
Meurthe.	2	Yonne.	4
Nièvre.	5		

Une taille supérieure à 1m922 ne se rencontre même que dans cinq départements :

	Sur 10,000 recrues.		Sur 10,000 recrues.
Marne.	2	Oise.	2
Nièvre.	5	Vosges.	7
Nord.	1		

En résumé, sans nier d'une manière absolue l'influence des *milieux* sur la taille de l'homme en général, nous croyons, en ce qui regarde la France, que la taille y est, avant tout, l'expression de la race.

Mais, la taille de l'homme, qui constitue une des conditions essentielles de l'admissibilité au service, peut-elle donner une idée de *l'aptitude militaire?* En d'autres termes, y a-t-il solidarité, parallélisme, entre la taille et *l'ensemble* des conditions exigées pour le service de l'armée? A cette question, les deux tableaux qui suivent répondent négativement; le premier de ces deux tableaux (pag. 44 et 45) montre, en même temps, que l'aptitude militaire, c'est-à-dire la réunion de l'ensemble des conditions d'admissibilité au service, s'est notablement accrue, non-seulement dans la grande majorité des départements, mais encore dans la France considérée en masse.

(1) Voir le tableau des pag. 20, 21 et 22.

Classement *des* 86 *départements d'après le nombre des jeunes gens reconnus aptes au service sur* 1000 *examinés, pendant les deux périodes de* 1850 *à* 1859 *inclusivement, et de* 1837 *à* 1849 *inclusivement.*

NUMÉROS d'ordre		DÉPARTEMENTS.	JEUNES GENS aptes au service sur 1000 examinés		AUGMENTATION survenue sur 1000 examinés.	DIMINUTION survenue sur 1000 examinés.
de 1850 à 1859.	de 1837 à 1849.		de 1850 à 1859.	de 1837 à 1849.		
1	3	Corse	779	764	15	»
2	2	Doubs	772	770	2	»
3	5	Meurthe	762	734	28	»
4	7	Saône (Haute)	759	718	41	»
5	10	Rhin (Bas)	756	707	49	»
6	8	Jura	749	716	33	»
7	1	Morbihan	745	784	»	39
8	13	Ain	742	692	50	»
9	69	Nord	742	578	164	»
10	6	Pyrénées-Orientales	733	731	2	»
11	41	Loire-Inférieure	733	615	118	»
12	39	Isère	730	622	108	»
13	29	Pyrénées (Basses)	729	648	81	»
14	32	Rhône	727	641	86	»
15	66	Loiret	726	583	143	»
16	15	Seine	726	687	39	»
17	23	Vaucluse	725	662	63	»
18	75	Tarn	725	544	181	»
19	28	Var	722	652	70	»
20	54	Marne (Haute)	721	600	121	»
21	20	Gard	713	678	35	»
22	48	Marne	711	607	104	»
23	24	Meuse	708	660	48	»
24	16	Calvados	706	686	20	»
25	17	Mayenne	706	683	23	»
26	18	Gironde	705	680	25	»
27	42	Garonne (Haute)	702	619	83	»
28	35	Côtes-du-Nord	702	634	68	»
29	14	Hérault	701	689	12	»
30	43	Bouch.-du-Rhône	696	619	77	»
31	45	Yonne	693	615	78	»
32	53	Tarn-et-Garonne	692	602	90	»
33	34	Gers	692	634	58	»
34	52	Sèvres (Deux)	692	603	89	»
35	70	Lot	691	575	116	»
36	21	Saône-et-Loire	685	674	11	»
37	26	Seine-et-Oise	684	654	30	»
38	50	Aveyron	684	605	79	»
39	62	Lot-et-Garonne	684	591	93	»
40	33	Pas-de-Calais	682	635	47	»
41	4	Moselle	681	745	»	64
42	11	Ardèche	681	701	»	20

NUMÉROS d'ordre de 1850 à 1859.	NUMÉROS d'ordre de 1837 à 1849.	DÉPARTEMENTS.	JEUNES GENS aptes au service sur 1000 examinés. de 1850 à 1859.	JEUNES GENS aptes au service sur 1000 examinés. de 1837 à 1849.	AUGMENTATION survenue sur 1000 examinés.	DIMINUTION survenue sur 1000 examinés.
43	47	Alpes (Basses).	680	611	69	»
44	25	Côte-d'Or.	680	657	23	»
45	60	Pyrénées (Hautes). . .	679	592	87	»
46	19	Finistère.	677	679	»	2
47	59	Ariége.	677	592	85	»
48	9	Ille-et-Vilaine.	668	710	»	42
49	51	Seine-et-Marne.	667	605	62	»
50	27	Aisne.	665	653	12	»
51	12	Rhin (Haut).	662	701	»	39
52	41	Drôme.	657	621	36	»
53	85	Vosges.	655	508	147	»
54	22	Vendée.	655	666	»	11
55	58	Maine-et-Loire.	655	593	62	»
56	71	Charente.	654	567	87	»
57	79	Eure-et-Loir.	652	529	123	»
58	63	Nièvre.	651	587	64	»
59	31	Puy-de-Dôme.	649	644	5	»
60	56	Aube.	648	598	50	»
61	65	Landes.	647	583	64	»
62	68	Cantal.	643	578	65	»
63	30	Manche.	642	645	»	3
64	40	Lozère.	642	621	21	»
65	61	Aude.	637	592	45	»
66	57	Somme.	637	593	44	»
67	38	Creuse.	633	628	5	»
68	73	Sarthe.	630	560	70	»
69	46	Loire (Haute).	628	614	14	»
70	64	Vienne.	628	586	42	»
71	82	Allier.	627	523	104	»
72	76	Eure.	626	535	91	»
73	36	Loire.	625	634	»	9
74	49	Cher.	607	606	1	»
75	84	Indre-et-Loire.	606	512	94	»
76	77	Indre.	605	532	73	»
77	81	Corrèze.	603	529	74	»
78	37	Ardennes.	602	630	»	28
79	80	Seine-Inférieure. . . .	599	529	70	»
80	86	Dordogne.	596	493	103	»
81	67	Oise.	596	580	16	»
82	78	Vienne (Haute).	595	530	65	»
83	74	Loir-et-Cher.	591	554	37	»
84	83	Orne.	586	513	73	»
85	72	Alpes (Hautes).	564	562	2	»
86	55	Charente-Inférieure. .	558	598	»	50
		FRANCE.	674	619	55	»

CLASSEMENT *des* 86 *départements d'après le nombre des jeunes gens aptes au service dans les classes de* 1850 *à* 1859 *inclusivement, sur* 100 *naissances masculines, constatées vingt et un ans avant le tirage au sort.*

NUMÉROS D'ORDRE.	DÉPARTEMENTS.	APTES sur 100 naissances.	NUMÉROS D'ORDRE.	DÉPARTEMENTS.	APTES sur 100 naissances.
1	Pyrénées (Basses).	51,7	45	Eure-et-Loir.	41,0
2	Doubs.	49,6	46	Nièvre.	40,9
3	Loire-Inférieure.	49,1	47	Côtes-du-Nord.	40,8
4	Sèvres (Deux).	48,4	48	Vosges.	40,7
5	Corse.	48,1	49	Cantal.	40,7
6	Calvados.	48,0	50	Pas-de-Calais.	40,7
7	Mayenne.	47,5	51	Rhin (Bas).	40,6
8	Ain.	47,2	52	Somme.	40,6
9	Jura.	47,0	53	Finistère.	40,5
10	Marne (Haute).	46,5	54	Allier.	40,1
11	Yonne.	45,7	55	Rhône.	39,9
12	Pyrénées (Hautes).	45,6	56	Hérault.	39,6
13	Lot-et-Garonne.	45,6	57	Aube.	39,5
14	Maine-et-Loire.	45,5	58	Indre-et-Loire.	39,5
15	Garonne (Haute).	45,5	59	Seine-et-Marne.	39,3
16	Meurthe.	45,4	60	Moselle.	39,2
17	Manche.	45,3	61	Var.	39,2
18	Saône (Haute).	45,0	62	Loire (Haute).	39,0
19	Vendée.	44,7	63	Aisne.	39,0
20	Gironde.	44,6	64	Lozère.	39,0
21	Isère.	44,6	65	Ille-et-Vilaine.	39,0
22	Tarn.	44,3	66	Rhin (Haut).	38,9
23	Morbihan.	44,0	67	Vaucluse.	38,3
24	Aveyron.	43,9	68	Pyrénées-Orientales. . . .	38,3
25	Gers.	43,9	69	Loire.	38,1
26	Lot.	43,8	70	Aude.	38,0
27	Sarthe.	43,6	71	Landes.	37,5
28	Tarn-et-Garonne.	43,5	72	Seine.	37,3
29	Ardèche.	43,4	73	Bouches-du-Rhône. . . .	37,1
30	Orne.	43,1	74	Indre.	37,0
31	Loiret	42,8	75	Alpes (Hautes).	36,9
32	Drôme	42,5	76	Oise.	36,9
33	Côte-d'Or.	42,5	77	Alpes (Basses).	36,7
34	Vienne.	42,3	78	Gard.	36,0
35	Saône-et-Loire.	42,0	79	Loir-et-Cher.	35,9
36	Meuse.	42,0	80	Seine-Inférieure.	35,8
37	Charente.	41,9	81	Charente-Inférieure. . . .	3,56
38	Ariége	41,7	82	Cher.	35,5
39	Marne.	41,5	83	Dordogne.	35,5
40	Eure.	41,5	84	Ardennes.	35,2
41	Creuse.	41,5	85	Corrèze.	35,0
42	Seine-et-Oise.	41,5	86	Vienne (Haute).	33,4
43	Puy-de-Dôme.	41,2			
44	Nord.	41,1		FRANCE.	41,4

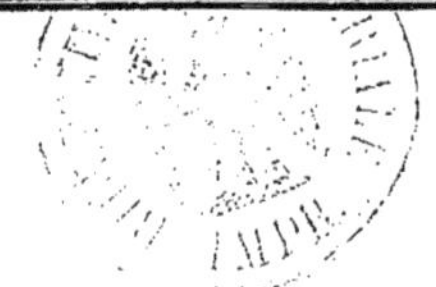

ÉTUDES ETHNOLOGIQUES

SUR

LA TAILLE ET LE POIDS DE L'HOMME

CHEZ DIVERS PEUPLES

ET SUR L'ACCROISSEMENT DE LA TAILLE ET DE L'APTITUDE MILITAIRE EN FRANCE,

DEUXIÈME MÉMOIRE.

PAR J.-CH.-M. BOUDIN,

Médecin en chef de l'hôpital militaire Saint-Martin,
Officier de la Légion d'honneur, Commandeur de l'ordre de François-Joseph,
Officier de l'ordre des SS. Maurice et Lazare d'Italie, etc.

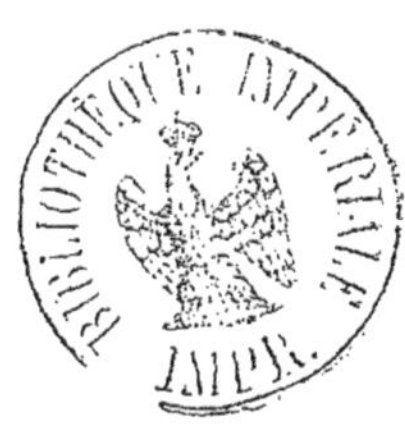

PARIS
LIBRAIRIE DE LA MÉDECINE, DE LA CHIRURGIE ET DE LA PHARMACIE MILITAIRES
VICTOR ROZIER, ÉDITEUR,
RUE CHILDEBERT, 11,
Près la place Saint-Germain-des-Prés.

1863

Imprimerie de Cosse et J. Dumaine, rue Christine, 2.

ÉTUDES ETHNOLOGIQUES

SUR LA

TAILLE ET LE POIDS DE L'HOMME

CHEZ DIVERS PEUPLES.

Depuis quelques années, un des thèmes favoris de la presse périodique étrangère consiste à représenter la France comme en pleine décadence au point de vue de sa population recrutable, à telles enseignes, que la composition de l'armée se trouverait sérieusement compromise sous le double rapport de la taille et des autres conditions sanitaires. Tant que ces assertions sont parties du dehors, leur origine exotique suffisait pour les faire apprécier à leur juste valeur ; les faits modernes de notre histoire étaient d'ailleurs de nature à rassurer le sentiment national, si légitimement susceptible en tout ce qui touche aux questions militaires. Mais voici maintenant les journaux français eux-mêmes qui se mettent de la partie et qui semblent prendre à tâche de donner une apparence de vérité à des propositions non-seulement dépourvues de toutes espèces de preuves, mais encore en flagrante contradiction avec les faits les mieux établis. On lit en effet dans le numéro du 3 mai d'un des principaux organes de la presse politique parisienne :

« Cent mille jeunes gens aussi nus, sinon aussi beaux que les hôtes du jardin des Tuileries, viennent de passer sous la toise réglementaire et d'entendre le président du conseil de révision prononcer pour chacun d'eux la parole sacramentelle : Propre au service... L'armée trouve toujours son compte. Cent mille hommes, ni plus ni moins ; elle les aura quand même. Mais, pour atteindre ce chiffre de cent mille hommes valides, combien de jeunes invalides n'a-t-il pas fallu mettre de côté? C'est là le chapitre le plus triste de cette histoire. S'il y a de quoi se glorifier de l'armée brillante qui est choisie, il y a aussi à s'attrister de l'armée souffreteuse laissée à la maison, et celle-là est bien plus nombreuse que la première. On dit que la tournée des conseils de révision maintiendra *dans leur triste gravité* les tables de proportions déjà connues de l'aptitude militaire des populations. *Le* statu quo *n'est pas rassurant. On sait que le département de la guerre a cru devoir abaisser de quelques centimètres la taille exigée par les anciens règlements*... Serions-nous bientôt forcés de l'abaisser encore? Avons-nous en perspective une race lilliputienne ? Et la taille n'est pas le plus regrettable défaut. Que dire de la faiblesse de complexion ? *Sur ce point il y a des chiffres lamentables.* »

En résumé, d'après le journal dont il s'agit, « le dépar-
« tement de la guerre aurait abaissé de QUELQUES *centi-*
« *mètres* la taille exigée par les anciens règlements ; les
« tables de proportion de l'aptitude militaire se maintien-
« draient dans leur *triste gravité;* le *statu quo* ne serait
« pas rassurant ; *enfin il y aurait sur ce point des chiffres*
« *lamentables.* »

En présence d'allégations produites par des journaux (1) français avec une telle assurance, le silence aurait le grave inconvénient de laisser prendre racine à des opinions aussi

(1) L'article dont nous donnons un extrait a été reproduit par d'autres journaux, qui se sont bien gardés d'en signaler la complète inexactitude.

contraires à la vérité que préjudiciables à notre considération nationale. C'est par des faits que nous allons répondre à ces assertions, et, puisqu'il le faut, nous montrerons : 1° que l'aptitude militaire en France est en pleine croissance; 2° que, parmi tous les grands États sur lesquels nous possédons des documents officiels, notre pays occupe *le premier rang*, non-seulement sous le rapport de l'ensemble des conditions d'admissibilité au service, mais encore, et ceci pourra paraître étonnant, sous celui de la proportion des exemptions pour défaut de taille.

Mais, avant tout, disons d'abord qu'il y a dans les assertions du journal que nous venons de citer presque autant d'erreurs que de mots ; que le minimum de la taille, fixé par la loi du 21 mars 1832 à 1^{m}560 millimètres, n'a subi aucune modification depuis lors, c'est-à-dire *depuis plus de trente et un ans ;* que ce *minimum* était antérieurement de 1^{m}540 millimètres, c'est-à-dire de *vingt millimètres* AU-DESSOUS du minimum actuel ; que le *statu quo* est parfaitement rassurant ; que, loin d'avoir en perspective une race lilliputienne, la taille s'est considérablement élevée, et qu'elle ne peut que s'élever encore, à mesure que les hommes grands, enlevés autrefois presque sans exception par la conscription, prendront une plus large part à la procréation ; qu'il en est de même pour la question de l'aptitude militaire ; enfin, qu'il n'y a de *lamentables* que les assertions des journaux étrangers, que la presse française devrait s'attacher à réfuter, au lieu de s'en constituer l'écho d'une manière aussi triste que peu patriotique.

De l'aptitude militaire en France.

Nous entendons par *aptitude militaire* la réunion de l'ensemble des conditions d'admissibilité au service. Les motifs physiques d'exemption se résumant dans le défaut de taille et dans certaines infirmités déterminées par les règlements, il s'ensuit que le chiffre proportionnel des exemptions pour ces deux motifs donne la mesure de l'aptitude militaire d'une population.

Si l'on consulte les *comptes rendus sur le recrutement de l'armée* publiés, chaque année, par le ministère de la guerre, on trouve, pour la période de 1831 à 1860, les indications suivantes sur le nombre des jeunes gens de chaque classe examinés et exemptés :

CLASSES.	EXEMPTÉS pour défaut de taille sur 10,000 examinés.	EXEMPTÉS pour infirmités sur 10,000 examinés.	CLASSES.	EXEMPTÉS pour défaut de taille sur 10,000 examinés.	EXEMPTÉS pour infirmités sur 10,000 examinés.
1831	929	2771	1846	672	3221
1832	900	2640	1847	858	2610
1833	875	2794	1848	706	2947
1834	842	2813	1849	667	2972
1835	831	2820	1850	623	2946
1836	828	2999	1851	596	2914
1837	790	3055	1852	618	2876
1838	758	2969	1853	560	2478
1839	718	3196	1854	687	2395
1840	784	3058	1855	688	2441
1841	727	3126	1856	630	2867
1842	740	3229	1857	638	2786
1843	706	3269	1858	617	2388
1844	680	3146	1859	580	2700
1845	676	3134	1860	600	2645

On voit déjà que la proportion des exemptions pour défaut de taille, loin d'aller en augmentant, comme on l'affirme, a subi au contraire une très-notable diminution depuis 1831, à telles enseignes que sur 100,000 examinés, on compte aujourd'hui environ TROIS MILLE TROIS CENTS jeunes gens en plus ayant la taille réglementaire.

En réunissant les chiffres des deux catégories d'exemptions, on obtient, pour l'*aptitude militaire* de chaque classe, les proportions ci-après :

TABLEAU

DU NOMBRE DES JEUNES GENS RECONNUS APTES AU SERVICE SUR 1000 EXAMINÉS,

Pendant une période de trente années.

Classes de 1831 à 1860 inclusivement (trente ans);

par Mr BOUDIN.

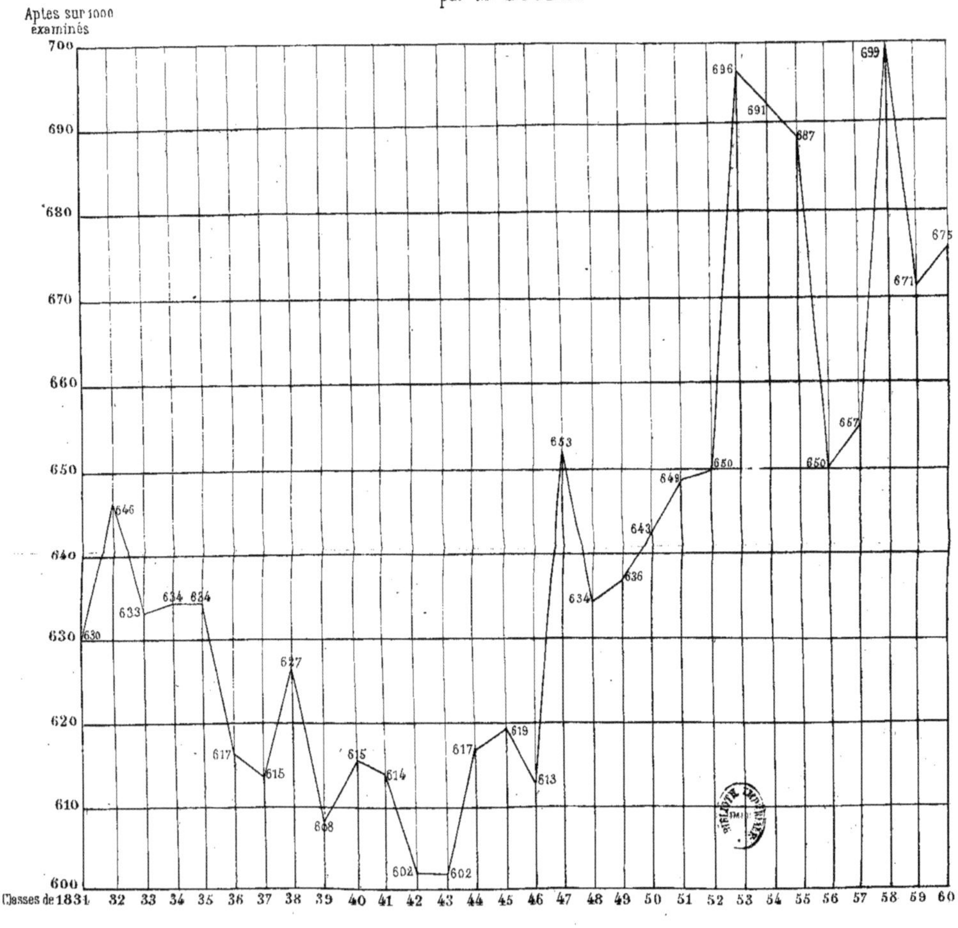

Aptes sur 1000 examinés

700
690
680
670
660
650
640
630
620
610
600

Classes de 1831 32 33 34 35 36 37 38 39 40 41 42 43 44 45 46 47 48 49 50 51 52 53 54 55 56 57 58 59 60

630 646 633 634 634 617 615 627 608 615 614 602 602 617 619 613 653 634 636 643 649 650 696 691 687 650 657 699 671 675

CLASSES.	EXEMPTÉS pour défaut de taille et pour infirmités sur 10,000 examinés.	RECONNUS aptes au service sur 10,000 examinés.	CLASSES.	EXEMPTÉS pour défaut de taille et pour infirmités sur 10,000 examinés.	RECONNUS aptes au service sur 10,000 examinés.
1831	3700	6300	1846	3895	6135
1832	3540	6460	1847	3468	6532
1833	3669	6331	1848	3653	6347
1834	3655	6345	1849	3639	6361
1835	3651	6349	1850	3569	6431
1836	3827	6173	1851	3510	6490
1837	3845	6155	1852	3494	6506
1838	3727	6273	1853	3038	6962
1839	3914	6086	1854	3082	6918
1840	3842	6158	1855	3129	6871
1841	3853	6147	1856	3497	6503
1842	3969	6031	1857	3424	6576
1843	3975	6025	1858	3005	6995
1844	3826	6174	1859	3280	6720
1845	3810	6190	1860	3245	6755

On voit que la moyenne des exemptions des trois dernières années, 1857 à 1860, a été de 3,176 sur 10,000 examinés, ce qui donne une proportion moyenne de 6,824 jeunes gens aptes au service. En 1831, cette proportion n'était que de 6,300 ; il s'ensuit que l'aptitude militaire s'est accrue dans la proportion de 524 sur 10,000 examinés. En d'autres termes, *les trois dernières années ont donné l'énorme augmentation de* CINQ MILLE DEUX CENT QUARANTE *hommes aptes au service sur* 100,000 *examinés.*

Le dessin graphique ci-joint est destiné à rendre sensible à la vue cette marche croissante de l'aptitude militaire en France pendant une période de trente ans.

Il nous reste à examiner le mouvement de l'aptitude militaire dans chacun des 86 anciens départements en particulier. Le tableau suivant résume pour chacun de ces départements le chiffre de l'aptitude militaire à deux périodes différentes, de 1837 à 1849 et de 1850 à 1859 inclusivement.

CLASSEMENT *des 86 départements d'après le nombre des jeunes gens reconnus aptes au service sur 1000 examinés, pendant les deux périodes de 1850 à 1859 inclusivement, et de 1837 à 1849 inclusivement.*

NUMÉROS d'ordre		DÉPARTEMENTS.	JEUNES GENS aptes au service sur 1000 examinés		AUGMENTATION survenue sur 1000 examinés.	DIMINUTION survenue sur 1000 examinés.
de 1850 à 1859.	de 1837 à 1849.		de 1850 à 1859.	de 1837 à 1849.		
1	3	Corse.	779	764	15	»
2	2	Doubs.	772	770	2	»
3	5	Meurthe.	762	734	28	»
4	7	Saône (Haute).	759	718	41	»
5	10	Rhin (Bas).	756	707	49	»
6	8	Jura.	749	716	33	»
7	1	Morbihan.	745	784	»	39
8	13	Ain.	742	692	50	»
9	69	Nord.	742	578	164	»
10	6	Pyrénées-Orientales. . .	733	731	2	»
11	41	Loire-Inférieure. . . .	733	615	118	»
12	39	Isère.	730	622	108	»
13	29	Pyrénées (Basses) . .	729	648	81	»
14	32	Rhône.	727	641	86	»
15	66	Loiret.	726	583	143	»
16	15	Seine.	726	687	39	»
17	23	Vaucluse.	725	662	63	»
18	75	Tarn.	725	544	181	»
19	28	Var.	722	652	70	»
20	54	Marne (Haute).	721	600	121	»
21	20	Gard.	713	678	35	»
22	48	Marne.	711	607	104	»
23	24	Meuse.	708	660	48	»
24	16	Calvados.	706	686	20	»
25	17	Mayenne.	706	683	23	»
26	18	Gironde.	705	680	25	»
27	42	Garonne (Haute). . . .	702	619	83	»
28	35	Côtes-du-Nord.	702	634	68	»
29	14	Hérault.	701	689	12	»
30	43	Bouch.-du-Rhône. . . .	696	649	77	»
31	45	Yonne.	693	615	78	»
32	53	Tarn-et-Garonne. . . .	692	602	90	»
33	34	Gers.	692	634	58	»
34	52	Sèvres (Deux).	692	603	89	»
35	70	Lot.	691	575	116	»
36	21	Saône-et-Loire.	685	674	11	»
37	26	Seine-et-Oise.	684	654	30	»
38	50	Aveyron.	684	605	79	»
39	62	Lot-et-Garonne. . . .	684	591	93	»
40	33	Pas-de-Calais.	682	635	47	»
41	4	Moselle.	681	745	»	64
42	11	Ardèche.	681	701	»	20

NUMÉROS d'ordre de 1850 à 1859.	NUMÉROS d'ordre de 1837 à 1849.	DÉPARTEMENTS.	JEUNES GENS aptes au service sur 1000 examinés. de 1850 à 1859.	JEUNES GENS aptes au service sur 1000 examinés. de 1837 à 1849.	AUGMENTATION survenue sur 1000 examinés.	DIMINUTION survenue sur 1000 examinés.
43	47	Alpes (Basses).	680	611	69	»
44	25	Côte-d'Or.	680	657	23	»
45	60	Pyrénées (Hautes). . .	679	592	87	»
46	19	Finistère.	677	679	»	2
47	59	Ariége.	677	592	85	»
48	9	Ille-et-Vilaine.	668	710	»	42
49	54	Seine-et-Marne.	667	605	62	»
50	27	Aisne.	665	653	12	»
51	12	Rhin (Haut).	662	701	»	39
52	44	Drôme.	657	621	36	»
53	85	Vosges.	655	508	147	»
54	22	Vendée.	655	666	»	11
55	58	Maine-et-Loire.	655	593	62	»
56	71	Charente.	654	567	87	»
57	79	Eure-et-Loir.	652	529	123	»
58	63	Nièvre.	651	587	64	»
59	31	Puy-de-Dôme.	649	644	5	»
60	56	Aube.	648	598	50	»
61	65	Landes.	647	583	64	»
62	68	Cantal.	643	578	65	»
63	30	Manche.	642	645	»	3
64	40	Lozère.	642	621	21	»
65	61	Aude.	637	592	45	»
66	57	Somme.	637	593	44	»
67	38	Creuse.	633	628	5	»
68	73	Sarthe.	630	560	70	»
69	46	Loire (Haute).	628	614	14	»
70	64	Vienne.	628	586	42	»
71	82	Allier.	627	523	104	»
72	76	Eure.	626	535	91	»
73	36	Loire.	625	634	»	9
74	49	Cher.	607	606	1	»
75	84	Indre-et-Loire.	606	512	94	»
76	77	Indre.	605	532	73	»
77	81	Corrèze.	603	529	74	»
78	37	Ardennes.	602	630	»	28
79	80	Seine-Inférieure. . . .	599	529	70	»
80	86	Dordogne.	596	493	103	»
81	67	Oise.	596	580	16	»
82	78	Vienne (Haute).	595	530	65	»
83	74	Loir-et-Cher.	591	554	37	»
84	83	Orne.	586	513	73	»
85	72	Alpes (Hautes).	564	562	2	»
86	55	Charente-Inférieure. .	558	598	»	50
		France.	674	619	55	»

On voit que sur 86 départements il n'y a eu diminution que dans *onze* départements, et que l'augmentation s'est produite dans SOIXANTE ET QUINZE.

Ce n'est pas tout : pour les diminutions, le maximum n'a pas excédé 64, tandis que les augmentations ont dépassé 100 dans *douze* départements, et qu'elles se sont même élevées à *cent soixante-quatre* dans un département (Nord).

Si l'on examine les documents de ce tableau pendant la dernière période, celle de 1850 à 1859, on voit que 1,000 jeunes gens examinés ne donnent un peu moins de 600 aptes que dans huit départements ; que l'aptitude dépasse 600 sur 1,000 dans 49 ; enfin qu'elle excède 700 dans 29 départements. On comprendra mieux la haute signification de ces chiffres lorsque nous les comparerons avec ceux qui représentent l'aptitude militaire dans quelques autres États de l'Europe.

La carte ci-contre est destinée à rendre sensible aux yeux la distribution géographique de l'aptitude militaire dans les 86 anciens départements de la France. Dans cette carte, dont les chiffres correspondent à la période de 1850 à 1859, on remarque :

31 départements noirs, comptant de 558 à 655 aptes sur 1,000 examinés ;

15 départements gris, comptant de 655 à 681 aptes ;

40 départements blancs, comptant de 682 à 779 aptes sur 1,000 examinés.

Deux chiffres sont inscrits au centre de chaque département : le premier indique l'aptitude militaire pendant la période de 1850 à 1859, le chiffre placé au-dessous du premier a trait à la période de 1837 à 1849.

Un simple coup d'œil sur cette carte et sur les trois cartes que nous avons données précédemment sur la taille, montre combien est erronée l'opinion qui admet le parallélisme, la solidarité, entre la taille et l'aptitude militaires.

Il serait désirable que le travail que nous avons exécuté pour chacun de nos départements pût se faire pour chaque canton en particulier. Jusqu'à présent nous n'avons pu nous procurer des renseignements que sur les cantons du

LÉGENDE :

Les teintes s'appliquent à la Période de 1850 à 1859.

Dans cette Période, on voit :

31 Départements Noirs, comptant 558 à 653 aptes sur 1000 examinés.

15 Départements Gris, comptant 655 à 681. id.

40. Départements Blancs, comptant 682 à 779. id.

LÉGENDE.

Le nombre des jeunes gens aptes au Service, est indiqué par le premier chiffre, pour la Période de 1850 à 1859 ; par le chiffre placé au-dessous, pour la Période de 1837 à 1849. Inclusivement.

Département de la Seine.
726
687.

CARTE
de l'Aptitude Militaire
de 1850 à 1859.
comparée avec celle de
1837 à 1849
par Mr BOUDIN.

E. Chevalier. Autog. 1863.

Imp. Caillet, 45 rue Jacob.

département de l'Yonne. M. de Bondy, ancien préfet de l'Yonne, a trouvé, pour la période de 1831 à 1839 inclusivement, l'aptitude ainsi répartie dans les 37 cantons de ce département.

Nos d'ordre.	Cantons.	Aptes sur 1000 examinés.	Nos d'ordre.	Cantons.	Aptes sur 1000 examinés.
1	Guillon	513	20	Chéroy	412
2	Ancy-le-Franc	488	21	Auxerre (ouest)	412
3	Pont-sur-Yonne	476	22	Ligny	408
4	Flogny	461	23	Villeneuve-sur-Yonne	406
5	Cruzy	456	24	Quarré-les-Tombes	405
6	Sergines	455	25	Auxerre (est)	403
7	Noyers	453	26	Bléneau	398
8	Aillant	448	27	Coulanges-sur-Yonne	387
9	Lisle	444	28	Cerisiers	387
10	Seignelay	443	29	Saint-Fargeau	381
11	Joigny	443	30	Toucy	380
12	Villeneuve-l'Archevêq.	441	31	Saint-Julien	376
13	Tonnerre	441	32	Saint-Sauveur	367
14	Avallon	439	33	Coulanges-la-Vineuse	363
15	Saint-Florentin	429	34	Sens (nord)	360
16	Chablis	429	35	Sens (sud)	351
17	Brienon	416	36	Charny	343
18	Vermenton	415	37	Vézelay	330
19	Courson	412			

Pour la période de 1850 à 1859, le docteur Duché, auteur d'importantes recherches statistiques sur le département de l'Yonne, a constaté la répartition suivante :

Nos d'ordre.	Cantons.	Aptes sur 1000 examinés.	Nos d'ordre.	Cantons.	Aptes sur 1000 examinés.
1	Flogny	622	20	Aillant	546
2	Noyers	620	21	Charny	545
3	Ligny-le-Châtel	610	22	Guillon	545
4	Pont-sur-Yonne	608	23	Auxerre (est)	543
5	Ancy-le-Franc	606	24	L'Isle	540
6	Seignelay	604	25	Avallon	537
7	Joigny	583	26	Toucy	535
8	Chablis	581	27	Courson	534
9	Tonnerre	580	28	Sens (sud)	534
10	Cerisiers	577	29	Vézelay	533
11	Brienon	576	30	Vermenton	526
12	Coulanges-la-Vineuse	575	31	Saint-Florentin	521
13	Sergine	569	32	Quarré-les-Tombes	520
14	Villeneuve-l'Archevêq.	566	33	Saint-Julien-du-Sault	518
15	Sens (nord)	564	34	Bléneau	506
16	Villeneuve-sur-Yonne	558	35	Saint-Sauveur	493
17	Cruzy	556	36	Coulanges-sur-Yonne	490
18	Auxerre (ouest)	554	37	Saint-Fargeau	475
19	Chéroy	547			

Il suit de là, que dans les divers cantons de l'Yonne, 1,000 jeunes gens examinés fournissent aujourd'hui les augmentations suivantes sous le rapport de l'aptitude au service :

1	Coulanges-la-Vineuse. .	212	20	Chéroy.	135
2	Sens (nord)	204	21	Pont-sur-Yonne.	131
3	Vézelay	203	22	Saint-Sauveur.	126
4	Charny.	202	23	Villeneuve-l'Archevêq.	125
5	Ligny	202	24	Courson	122
6	Cerisiers.	190	25	Ancy-le-Franc.	118
7	Sens (sud)	183	26	Quarré-les-Tombes. . .	115
8	Noyers.	167	27	Sergines.	114
9	Seignelay.	167	28	Vermenton.	111
10	Flogny.	161	29	Bléneau	108
11	Brienon	160	30	Coulanges-sur-Yonne. .	103
12	Toucy	155	31	Cruzy	100
13	Villeneuve-sur-Yonne. .	152	32	Aillant.	98
14	Chablis.	152	33	Avallon	98
15	Saint-Julien	142	34	Lisle.	96
16	Auxerre (ouest).	142	35	Saint-Fargeau	94
17	Joigny.	140	36	Saint-Florentin	92
18	Auxerre (est).	140	37	Guillon.	32
19	Tonnerre.	139			

Les documents qui précèdent donnent l'aptitude militaire d'après le nombre fixe d'examinés. Il nous a paru digne d'intérêt d'étudier aussi l'aptitude militaire par rapport aux naissances masculines. Le tableau suivant donne, pour la période de 1850 à 1859, et pour chacun de nos départements, la proportion des jeunes gens reconnus aptes au service sur 100 naissances masculines constatées vingt ans auparavant.

La carte ci-contre n'est que l'expression graphique de ce tableau. On voit que :

33 départements noirs donnent de 33 à 40 jeunes gens aptes au service sur 100 naissances masculines ;

23 départements gris donnent de 40,5 à 42 jeunes gens aptes ;

30 départements blancs donnent de 43 à 51 aptes sur 100 naissances masculines.

Le premier chiffre inscrit au centre de chaque département désigne le numéro d'ordre ; le second indique le nombre des jeunes gens propres au service sur 100 naissances masculines.

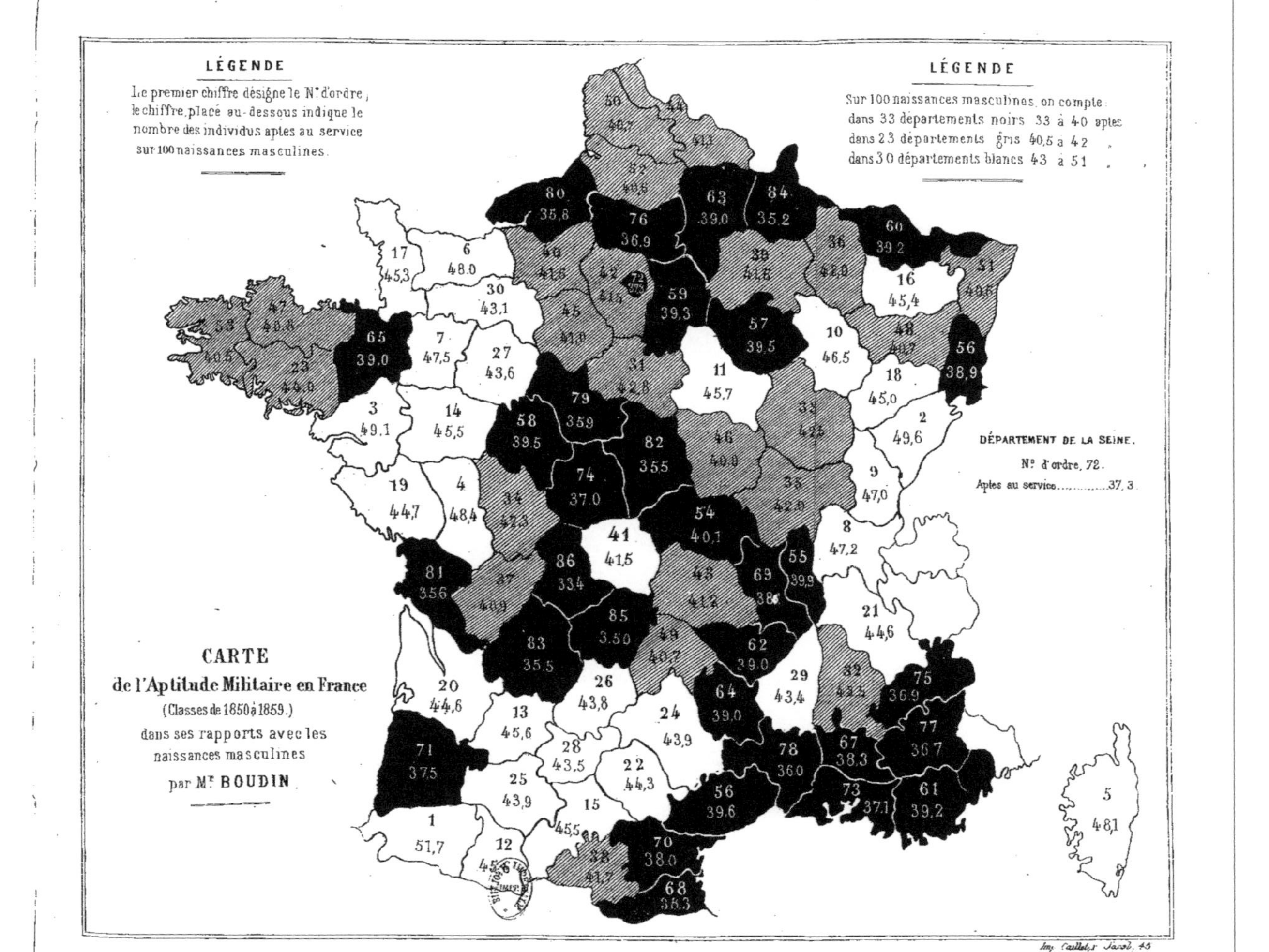
LÉGENDE
Le premier chiffre désigne le N.° d'ordre, le chiffre, placé au-dessous indique le nombre des individus aptes au service sur 100 naissances masculines.
LÉGENDE
Sur 100 naissances masculines, on compte:
dans 33 départements noirs 33 à 40 aptes
dans 23 départements gris 40,5 à 42 „
dans 30 départements blancs 43 à 51 „
DÉPARTEMENT DE LA SEINE.
N.° d'ordre, 72.
Aptes au service............37,3
CARTE
de l'Aptitude Militaire en France
(Classes de 1850 à 1859.)
dans ses rapports avec les
naissances masculines
par M.r BOUDIN
Imp. Caillet, r. Jacob, 45

Classement *des* 86 *départements d'après le nombre des jeunes gens aptes au service dans les classes de* 1850 *à* 1859 *inclusivement, sur* 100 *naissances masculines, constatées vingt ans avant le tirage au sort.*

NUMÉROS D'ORDRE.	DÉPARTEMENTS.	APTES sur 100 naissances.	NUMÉROS D'ORDRE.	DÉPARTEMENTS.	APTES sur 100 naissances.
1	Pyrénées (Basses). . . .	51,7	45	Eure-et-Loir.	41,0
2	Doubs.	49,6	46	Nièvre.	40,9
3	Loire-Inférieure.	49,1	47	Côtes-du-Nord.	40,8
4	Sèvres (Deux).	48,4	48	Vosges.	40,7
5	Corse.	48,1	49	Cantal.	40,7
6	Calvados.	48,0	50	Pas-de-Calais.	40,7
7	Mayenne.	47,5	51	Rhin (Bas).	40,6
8	Ain.	47,2	52	Somme.	40,6
9	Jura.	47,0	53	Finistère.	40,5
10	Marne (Haute).	46,5	54	Allier.	40,1
11	Yonne.	45,7	55	Rhône.	39,9
12	Pyrénées (Hautes). . . .	45,6	56	Hérault.	39,6
13	Lot-et-Garonne.	45,6	57	Aube.	39,5
14	Maine-et-Loire.	45,5	58	Indre-et-Loire.	39,5
15	Garonne (Haute).	45,5	59	Seine-et-Marne.	39,3
16	Meurthe.	45,4	60	Moselle.	39,2
17	Manche.	45,3	61	Var.	39,2
18	Saône (Haute).	45,0	62	Loire (Haute).	39,0
19	Vendée.	44,7	63	Aisne.	39,0
20	Gironde.	44,6	64	Lozère.	39,0
21	Isère.	44,6	65	Ille-et-Vilaine.	39,0
22	Tarn.	44,3	66	Rhin (Haut).	38,9
23	Morbihan.	44,0	67	Vaucluse.	38,3
24	Aveyron.	43,9	68	Pyrénées-Orientales. . .	38,3
25	Gers.	43,9	69	Loire.	38,1
26	Lot.	43,8	70	Aude.	38,0
27	Sarthe.	43,6	71	Landes.	37,5
28	Tarn-et-Garonne.	43,5	72	Seine.	37,3
29	Ardèche.	43,4	73	Bouches-du-Rhône. . . .	37,1
30	Orne.	43,1	74	Indre.	37,0
31	Loiret.	42,8	75	Alpes (Hautes).	36,9
32	Drôme.	42.5	76	Oise.	36,9
33	Côte-d'Or.	42,5	77	Alpes (Basses).	36,7
34	Vienne.	42,3	78	Gard.	36.0
35	Saône-et-Loire.	42,0	79	Loir-et-Cher.	35,9
36	Meuse.	42.0	80	Seine-Inférieure.	35,8
37	Charente.	41,9	81	Charente-Inférieure. . .	3,56
38	Ariége	41,7	82	Cher.	35,5
39	Marne.	41.5	83	Dordogne.	35,5
40	Eure.	41,5	84	Ardennes.	35,2
41	Creuse.	41,5	85	Corrèze.	35,0
42	Seine-et-Oise.	41,5	86	Vienne (Haute).	33,4
43	Puy-de-Dôme.	41,2			
44	Nord.	41,1		France.	41,1

De la répartition des hautes tailles en France.

On comprend que le classement des départements d'après les *exemptions pour défaut de taille*, tel que nous l'avons présenté précédemment, ne donne point une idée de la *taille moyenne* de chaque département, mais qu'il n'offre, en quelque sorte, que la répartition de la moyenne des jeunes gens de vingt ans accomplis, qui ont ou qui n'ont pas le minimum légal de 1m,560.

Pour avoir la taille moyenne des jeunes gens parvenus à l'âge du recrutement, il faudrait connaître la taille, non-seulement de ceux qui sont admis, mais encore celle de ceux qui sont exemptés pour défaut de taille ou pour infirmités. Or, le Gouvernement n'a jusqu'ici publié aucun document sur ce dernier point. En revanche, les *Comptes rendus* du Ministère de la guerre indiquent, pour chaque département, la proportion des diverses tailles sur un contingent de 10,000 hommes. C'est à l'aide de ce document qu'a été construit le tableau suivant, qui résume, pour une période de cinq années (de 1836 à 1840), la proportion des recrues de chaque département ayant une taille supérieure à 1m,732 (taille de cuirassier), sur un contingent de 10,000 hommes.

TABLEAU *des 86 anciens départements classés d'après le nombre des recrues ayant une taille supérieure à 1m,732 (taille des cuirassiers) sur un contingent de 10,000 hommes.*

NUMÉROS D'ORDRE.	DÉPARTEMENTS.	PROPORTION sur 10,000 recrues.	NUMÉROS D'ORDRE.	DÉPARTEMENTS.	PROPORTION sur 10,000 recrues.
1	Doubs.	1,560	10	Marne (Haute).	1,112
2	Somme.	1,354	11	Pas-de-Calais.	1,108
3	Nord.	1,344	12	Aisne.	1,099
4	Jura.	1,289	13	Manche.	1,089
5	Meurthe.	1,227	14	Loiret.	1,067
6	Rhin (Bas).	1,227	15	Rhin (Haut).	1,048
7	Ain.	1,185	16	Seine-et-Marne.	1,048
8	Oise.	1,128	17	Meuse.	1,042
9	Aube.	1,127	18	Marne.	1,023

NUMÉROS D'ORDRE.	DÉPARTEMENTS.	PROPORTION sur 10,000 recrues.	NUMÉROS D'ORDRE.	DÉPARTEMENTS.	PROPORTION sur 10,000 recrues.
19	Rhône.	1,045	54	Vaucluse.	578
20	Moselle.	1,006	55	Indre.	575
21	Saône (Haute).	998	56	Vienne.	562
22	Seine-et-Oise.	983	57	Sarthe.	555
23	Isère.	974	58	Ariége.	554
24	Yonne.	958	59	Nièvre.	543
25	Côte-d'Or.	952	60	Tarn-et-Garonne.	541
26	Charente-Inférieure. . .	947	61	Tarn.	536
27	Ardennes.	893	62	Pyrénées (Basses). . . .	534
28	Seine-Inférieure.	881	63	Mayenne.	526
29	Calvados.	858	64	Drôme.	521
30	Hérault.	843	65	Cantal.	517
31	Sèvres (Deux).	825	66	Garonne (Haute).	515
32	Saône-et-Loire.	818	67	Vendée.	515
33	Eure.	791	68	Lozère.	512
34	Seine.	787	69	Lot-et-Garonne.	492
35	Loire.	752	70	Bouches-du-Rhône. . . .	469
36	Vosges.	736	71	Lot.	460
37	Eure-et-Loir.	721	72	Alpes (Basses).	454
38	Orne.	694	73	Loire (Haute).	446
39	Aveyron.	686	74	Creuse	439
40	Loir-et-Cher.	684	75	Côtes-du-Nord.	434
41	Ardèche.	680	76	Morbihan.	432
42	Var.	675	77	Corrèze.	427
43	Gard.	670	78	Puy-de-Dôme.	419
44	Corse.	661	79	Charente.	412
45	Loire-Inférieure.	661	80	Dordogne.	388
46	Maine-et-Loire.	661	81	Allier.	380
47	Cher.	656	82	Alpes (Hautes).	362
48	Aude.	652	83	Ille-et-Vilaine.	353
49	Gironde.	651	84	Finistère.	344
50	Pyrénées (Hautes). . . .	643	85	Landes.	344
51	Pyrénées - Orientales. . .	635	86	Vienne (Haute)	316
52	Gers.	602			
53	Indre-et-Loire.	580		FRANCE.	776

On voit, par ce tableau, combien les hautes tailles sont inégalement réparties entre les divers départements; de telle sorte, que le Doubs présente cinq fois plus de recrues ayant une taille supérieure à 1^{m},732 que la Haute-Vienne. Cette taille ne se trouve déjà que chez un dixième du contingent dans 20 départements; 18 départements ne la présentent pas même chez un vingtième ; enfin, dans 48 départements, on la trouve de 500 à 1,000 fois sur 10,000 recrues, c'est-à-dire dans des proportions qui varient d'un dixième à un vingtième du contingent.

Cet ensemble de faits se trouve résumé dans la carte ci-jointe, dont les deux teintes indiquent les départements les mieux partagés (blancs), et les moins bien partagés (gris). Des deux nombres inscrits au centre de chaque département, le premier désigne le numéro d'ordre, le second indique la proportion des recrues ayant plus de 1m,732 sur un contingent de 10,000 hommes.

Le simple groupement des départements à teinte grise montre une fois de plus combien la taille est indépendante du milieu en général, et du bien-être et de la misère en particulier, comme on l'a cru et répété jusqu'ici. Ici donc encore se manifeste, comme précédemment, l'influence prépondérante des deux grandes races gauloises (Kymris et Celtes), ou, si mieux on aime, l'influence de l'hérédité. En résumé, ce sont les hommes grands qui font les hommes grands.

Ainsi par exemple, si l'on compare les départements de l'ancienne province de Bretagne (1) avec ceux de la Normandie (2), on constate les résultats suivants :

BRETAGNE.	Proportion sur 10,000 recrues.	NORMANDIE.	Proportion sur 10,000 recrues.
Finistère.	344	Eure.	791
Ille-et-Vilaine. . .	353	Calvados.	858
Morbihan.	432	Seine-Inférieure. .	881
Côtes-du-Nord. . .	434	Manche.	1089
Loire-Inférieure.. .	661		
Moyenne. . .	444	Moyenne. . .	904

On voit que dans deux provinces placées l'une à côté de l'autre et dans des conditions pour ainsi dire identiques quant au milieu, la proportion des hommes de haute taille varie en moyenne de 444 à 904 sur 10,000 recrues, et il est manifestement impossible d'attribuer cette différence à une autre cause qu'à la race.

Sur un contingent de 10,000 recrues, les hommes de petite taille de 1m,560 à 1m,569 se trouvent dans les proportions suivantes :

(1) Nous laissons de côté le département de la Vendée, dont une portion seulement faisait partie de la Bretagne.

(2) Nous omettons le département de l'Orne, qui n'appartenait qu'en partie à la Normandie.

LÉGENDE.

Sur un contingent de 10,000 recrues, on en trouve ayant au moins 1m. 732 millimètres :
De 694 à 1,560 dans 38 Départements blancs,
De 316 à 686 dans 48 Départements gris.

LÉGENDE.

Le premier chiffre désigne le N.° d'ordre ; le chiffre placé au dessous indique le nombre des recrues ayant au moins la taille de 1m. 732 millimètres sur un contingent de 10,000 hommes.

CARTE
de la Distribution géographique
DES HAUTES TAILLES

(Tailles de Cuirassiers et de Carabiniers)

en France,

par M. BOUDIN.

Imp. Caillet, rue Jacob 45.

BRETAGNE.		NORMANDIE.	
Loire-Inférieure	309	Seine-Inférieure	78
Ille-et-Vilaine	496	Manche	163
Côtes-du-Nord	553	Eure	175
Vendée	716	Orne	236
Finistère	760	Calvados	274
Morbihan	846		
Moyenne	613	Moyenne	185

On voit que les recrues de la plus petite taille sont de trois à quatre fois plus nombreux en Bretagne qu'en Normandie.

Prenons un autre exemple : On voit sur la frontière de l'est trois départements de l'ancienne Franche-Comté avec les n^{os} d'ordre 1, 4 et 7 ; vis-à-vis d'eux et un peu à l'ouest se trouvent, avec les n^{os} d'ordre 59, 81 et 78, les trois départements (gris) : Nièvre, Allier et Puy-de-Dôme. Or voici, pour les deux séries, les proportions respectives de recrues ayant une taille supérieure à 1^{m}732 millimètres.

	Nombre sur 10,000.		Nombre sur 10,000.
Ain	1185	Allier	380
Jura	1289	Puy-de-Dôme	419
Doubs	1560	Nièvre	543
Moyenne	1344	Moyenne	407

On voit que dans les trois départements Francs-Comtois, la proportion des hautes tailles est juste trois fois plus élevée que celle des trois départements presque contigus.

Si nous portons nos investigations sur des tailles plus élevées encore (1), nous trouvons qu'une taille supérieure à 1^{m},895 ne se rencontre que dans 18 départements, savoir :

	Sur 10,000 recrues.		Sur 10,000 recrues.
Ain	2	Nord	7
Cantal	4	Oise	4
Côte-d'Or	2	Saône-et-Loire	1
Loire-Inférieure	3	Seine-Inférieure	1
Loiret	2	Deux-Sèvres	2
Manche	1	Vendée	4
Marne	2	Vosges	16
Meurthe	2	Yonne	4
Nièvre	5		

(1) Voir le tableau des pag. 20, 21 et 22 du premier mémoire.

Une taille supérieure à 1^m^922 ne se rencontre même que dans cinq départements, qui sont :

	Sur 10,000 recrues.		Sur 10,000 recrues.
Marne.	2	Oise.	2
Nièvre.	5	Vosges.	7
Nord.	1		

En résumé, sans nier d'une manière absolue l'influence des *milieux* sur la taille de l'homme en général, nous croyons, en ce qui regarde la France, que la taille y est, avant tout, l'expression de la race.

Mais, revenons un instant à l'examen de la carte. Si l'on est frappé du groupement en deux grands blocs, des départements de chaque teinte, groupement qui, à lui seul, fait justice des anciennes hypothèses relatives à une prétendue subordination de la taille des populations à l'aisance et à la misère, et relatives aussi à une prétendue solidarité entre la taille et les infirmités qui donnent lieu à exemption du service militaire; si ce groupement en deux grands blocs ramène l'esprit à la probabilité d'une influence ethnique; d'autre part, l'œil s'étonne de rencontrer au milieu même du groupe des départements à teinte grise, deux taches blanches représentées : 1° à l'ouest, par les départements des Deux-Sèvres et de la Charente-Inférieure ; 2° au sud, par le département de l'Hérault. Ces deux tâches constituent-elles une dérogation à la règle de l'influence ethnique, de l'influence de l'hérédité? En d'autres termes, est-ce par hasard et en dehors de l'influence dont il s'agit, que le nombre proportionnel des hautes tailles, dans certains départements, s'élève sensiblement au-dessus de la proportion afférente aux départements voisins à teinte grise? Il n'y a, selon nous, aucune raison d'admettre que la cause du nombre élevé des hautes tailles dans les trois départements dont il s'agit, diffère de celle qui élève la taille dans le grand groupe des départements blancs du nord-est de la France. Et, lors même que la preuve historique ferait défaut à la démonstration, l'identité de l'effet forcerait encore de conclure à l'identité de la cause. Mais, la preuve historique fait-elle réellement défaut? Examinons.

Dans une des dernières séances de la *Société d'anthropo-*

logie, plusieurs membres de cette savante compagnie, frappés comme nous-même, de la singularité des deux taches blanches de notre carte aux extrémités ouest et sud-est du groupe des départements gris, ont essayé de donner une explication ethnique de la proportion élevée des hautes tailles dans les départements de l'Hérault, des Deux-Sèvres et de la Charente-Inférieure. Nous nous bornerons à rapporter ici les observations de M. Lagneau :

« A propos du travail de M. Boudin, M. Omalius d'Halloy a fait remarquer que les grandes divisions ethniques rendaient compte des deux grands groupes de départements, l'un comprenant ceux du nord-est qui offrent en grand nombre des hommes de haute taille, l'autre comprenant ceux du sud-ouest qui n'offrent qu'un petit nombre de conscrits de taille élevée ; puis il a été demandé si l'élévation de la taille dans quelques départements compris dans ce dernier groupe, tels que ceux de la Charente-Inférieure et des Deux-Sèvres d'une part, et celui de l'Hérault d'autre part, pouvait s'expliquer par une ethnogénie locale toute spéciale. Relativement au département de la Charente-Inférieure, je rappellerai que des Alains, repoussés des bords de la Loire dans la seconde moitié du Ve siècle par Childéric et OEgidius, avaient reçu de leurs alliés les Visigoths le pays qui, de leur nom, avait pris celui de *Pagus alanensis*, pays d'Aulnis. Je puis ajouter que, suivant Ammien Marcellin (lib. XXXI, cap. II), les Alains étaient généralement grands, beaux, blonds, agiles, belliqueux, etc. (*proceri... et pulchri, crinibus mediocriter flavis...*), et que Arcere (*Hist. de la Rochelle et du pays d'Aulnis*, 1756, t. 1, p. 30) rapportait à ce peuple, des squelettes aux crânes volumineux et aux os de grandes dimensions trouvés près de Maillezais dans la paroisse de Saint-Sigismond (Vendée) (1).

« Les Theiphales ou Teifaliens, qu'ils aient été ou non distincts des Alains, après être venus en Gaule sous la conduite de Goar, roi de ces derniers, cherchèrent également un refuge dans les marais voisins des Deux-Sèvres. Autrefois le *pagus teofalgicus*, pays de Tiffauges (2), actuellement encore le bourg de Tiffauges, situé sur la rive méridionale de la Sèvre nantaise (3), semble encore attester le pays où vinrent s'établir ces fugitifs. Outre ces colons alains et teifaliens, vers le IXe siècle, des Northmans se sont également fixés sur le littoral de l'Aulnis et de la Saintonge (4). Ces documents ethnogéniques me paraissent

(1) V. *Notice questionnaire sur l'anthropologie de la France*, par MM. Périer, Bertillon et Lagneau, rapporteur (Bulletin de la Société d'Anthropologie, t. 2, 1861, p. 363).

(2) Malte-Brun, *Abrégé de Géographie Universelle*, p. 213, 3e éd. 1842.

(3) *Petit atlas national des départements*, 1835, Vendée. — Vosgien, *Dict. Géograph.*, 13e édit.

(4) A. Hugo, *France pittoresque*, 1833, Charente-Inférieure, t. 1, p. 250.

suffire pour expliquer l'élévation de la taille des habitants de ces localités.

« Quant au département de l'Hérault, deux éléments ethniques différents peuvent expliquer la taille élevée de ces habitants, les Volks et les Goths. Lorsque, vers la première moitié du IVe siècle avant J.-C., les Belges, Bolgs ou Volks, traversèrent le Rhin pour se porter en Gaule jusque sur les rives de la Seine et de la Marne, quelques tribus allèrent plus au midi : telles furent celles de *Arecomici* et des *Tectosages*. Les premiers se fixèrent à l'ouest du Rhône, le long du littoral méditerranéen, dans une région précédemment occupée par les Elézikes, dont la ville *Nemausus*, Nîmes, fondée, dit-on, par les Tyriens, resta leur capitale. La rivière Ardèche paraît les avoir séparés des Helvii au nord. A l'ouest, ils avaient pour voisins les *Gabali* (Gévaudan), les *Ruteni* (Rouergue), et les *Umbranici*. Au midi, ils étaient limitrophes des autres Volks, les Tectosages dont la capitale était *Carcasso*, Carcassonne. Deux subdivisions de ces derniers, les *Tolosates* et les Atacini, avaient pour villes principales *Tolosa*, Toulouse, et *Atacinus Vicus*, Annière, puis *Narbo*, Narbonne, antérieurement occupée par les Elezikes, qui paraissent avoir été de race lygure, ainsi que les *Bebrykes*, possesseurs de la plus grande partie du pays envahi par les Tectosages. Les Sordes ou Sardones, aussi de race lygure, se maintinrent au sud des Volks dans la chaîne des Pyrénées-Orientales. Leurs principales villes étaient *Ruscino*, Perpignan, et *Illiberis*, Elne (1). Une partie des Volks tectosages allèrent s'établir en Germanie sur le haut Danube, d'où leurs descendants partirent pour envahir le nord de la Grèce et plus tard passer en Asie Mineure, où, vers 278 avant J.-C., ils figuraient avec les Tolistoboies (Tolosates-Baies), au nombre des trois tribus galates, et où récemment M. Georges Perrot croyait retrouver encore leurs arrière-petits-fils dans l'antique Ancyre, capitale des Galates tectosages, actuellement à Angora, dont bon nombre d'habitants se font remarquer par leurs cheveux blonds, leurs yeux bleus, leur visage allongé, leur physionomie occidentale, leur gaieté et leur humeur facile et sociable (2).

« Les Arécomiques et les Atacini, au contraire, paraissent tous s'être fixés d'une manière durable dans la région qui correspond aux départements du Gard, de l'Hérault et de l'Aude. Il ne serait donc pas étonnant que le département de l'Hérault présentât des descendants de ces Volks, sur les caractères craniométriques desquels on pourrait sans doute avoir quelques notions en étudiant àl a galerie d'Anthropologie du muséum, des têtes de Bellovaques qui étaient également Belges d'origine. Il suffit ici de faire remarquer que ces derniers devaient être de

(1) Amédée Thierry, *Histoire des Gaulois*, 2e éd., 1835, t. 1, p. 130, et t. 2, p. 21...; Houzé, *Atlas universel, historique et géographique*, Gaule, *cartes* 1 et 2; Bouillet, *Dictionn, d'hist. et de géographie:* Atacini Tectosages, etc.

(2) *Souvenirs d'Asie Mineure*, *Revue des Deux-Mondes*, 15 mai 1863, p. 313 et 314.

haute stature, si l'on en juge d'après les dimensions moyennes prises par M. Pruner-Bey sur cinq crânes dont le périmètre horizontal était de 528 millimètres, et le diamètre postérieur de plus de 186 millimètres, la dolichocéphalie étant exprimée par le rapport de $\frac{741}{1000}$ (1).

« Les Visigoths, par leur présence dans le midi de la France, purent aussi concourir à rendre plus élevé le niveau de la taille dans le département de l'Hérault. En effet, ce peuple, après avoir parcouru la plus grande partie de l'Europe, obtint d'Honorius, en 412, toute la région des Gaules comprise au sud de la Loire, et s'y maintint sous les successeurs d'Ataulf, jusqu'à la mort d'Alaric II, à la bataille de Vouillé en 507. A dater de cette époque, les Visigoths ne conservèrent plus de notre territoire que la Septimanie, partie du littoral méditerranéen compris entre le Rhône et les Pyrénées ; mais, longtemps encore, ils y restèrent très-influents ; leurs usages et leurs lois furent conservés, et le nom de Gothie, substitué à celui de Septimanie, servit à désigner ce pays durant les dominations sarrazine et franque, au moins jusque vers le milieu du IXe siècle après la mort de Louis-le-Débonnaire (2). Relativement aux descendants de ces Volks et de ces Visigoths, il faut, d'ailleurs, se rappeler qu'on a déjà remarqué dans cette partie de la France, que les habitants de la région montagneuse étaient plus grands, plus forts et plus blonds que ceux de la plaine (3).

« Je terminerai ces remarques ethnogéniques en faisant observer que, dans le département de la Gironde, le nombre des conscrits de haute stature, quoique peu considérable, offre néanmoins une grande supériorité sur ceux des départements limitrophes, et en particulier sur celui des Landes. La présence des descendants des Boïes qui vinrent se fixer dans le pays appelé depuis pays de Buch, *Pagus bogensis*, serait-elle la cause de cette supériorité relative de la taille ? Pour bien apprécier l'influence des Boïes sur l'élévation de la taille dans le département de la Gironde, il faudrait peut-être étudier les cantons séparément, pour pouvoir les comparer avec celui de la Teste de Buch. »

Nous livrons les réflexions qui précèdent à l'appréciation des ethnologues. Pour notre part, nous nous bornons à admettre que la proportion élevée des hautes tailles dans les trois départements que signale notre carte n'a pas d'autre raison que la présence, dans ces mêmes départements, de races grandes, mais moins prédominantes dans les départements voisins à teinte grise.

---

(1) *Tableaux craniométriques manuscrits communiqués* par M. Pruner-Bey.

(2) Houzé, *Atlas universel, historique et géographique*, carte de France, III, IV, V, VIII, IX ; — Reinaud, *Invasion des Sarrazins en France*, 1836, p. 13, 14, 76, 80, etc.

(3) A. Hugo, *France pittoresque*, t. 3, p. 186.

Il est un point sur lequel nous croyons devoir insister. En comparant la carte des hautes tailles avec les cartes que nous avons publiées précédemment sur la distribution géographique des *exemptions pour défaut de taille*, on remarquera que, dans ces dernières, les départements des Deux-Sèvres et de la Charente-Inférieure figurent déjà parmi les plus favorisés, tandis que le département de l'Hérault se trouve compris dans le groupe des départements à teinte noire, c'est-à-dire parmi ceux qui comptent un nombre proportionnel élevé d'exemptions pour défaut de taille. Nous pensons que cette coïncidence, dans l'Hérault, d'un grand nombre d'exemptions pour défaut de taille avec un grand nombre de hautes tailles dénote la juxtaposition, en proportions à peu près égales, de deux races, l'une petite et l'autre grande, tandis que, dans le groupe de la Charente-Inférieure et des Deux-Sèvres, il y aurait, selon nous, prédominance tranchée d'une grande race, comme cela a lieu dans le grand bloc nord-est des départements kimriques (teinte blanche). En d'autres termes, dans les deux départements de l'ouest : peu de petits et beaucoup de grands, signifie prédominance d'une grande race ; dans l'Hérault, au contraire, beaucoup de petits et beaucoup de grands, signifie juxtaposition de deux races, l'une petite, l'autre de haute taille. Nous livrons cette interprétation à l'appréciation des savants qui s'occupent d'une manière spéciale de l'ethnologie de la France.

L'hypothèse d'une prétendue solidarité entre la taille et l'aptitude militaire est-elle soutenable ?

La taille de l'homme, qui constitue une des conditions légales essentielles de l'admissibilité au service, peut-elle donner une idée de l'*aptitude militaire ?* En d'autres termes, y a-t-il solidarité, parallélisme, entre la taille et l'*ensemble* des conditions exigées pour le service ?

« Là où la taille est élevée, dit M. Villermé (1), il y a très-« peu de réformes (2), même pour cause de maladies, et là

(1) *Annales d'hyg. publ.*, 1829, t. 1er, p. 354.
(2) L'auteur veut dire : très-peu *d'exemptions*.

« où elle est au contraire très-basse, il y en a beaucoup, « même pour cette dernière cause ; de sorte que *tous* les « avantages sont pour les hommes d'une haute stature. »

« Dans les lieux où la stature commune est haute, ajoute le même auteur (1), non-seulement celle-ci, mais encore les maladies sont assez rarement des causes d'exemption du service militaire ; tandis que ces causes sont ordinairement fréquentes, l'une et l'autre, dans les lieux où la taille est basse. En d'autres termes, les infirmités, les difformités ou les maladies qui rendent impropre au service militaire s'observent d'autant moins souvent, en général, que la taille ou la stature est plus élevée. »

Cette opinion du célèbre statisticien est aujourd'hui presque généralement adoptée, et nous la trouvons reproduite dans les comptes rendus officiels du gouvernement sarde (2) sur le recrutement, où l'on signale explicitement : « Une relation étroite entre la taille et l'état sanitaire des inscrits (*stretta relazione tra la statura e lo stato sanitario degli inscritti*).

Il y a longtemps que nous nous sommes prononcé contre cette opinion, tant dans nos propres écrits que dans les publications faites sur ce sujet sous notre inspiration. Mais consultons les faits, seuls capables de décider en pareille matière.

Dans la période de 1850 à 1858 (neuf années), voici quelle a été dans deux séries de départements la proportion respective des exemptions pour défaut de taille et pour infirmités (3) :

(1) *Op. cit.*, p. 377.

(2) *Informazioni statistiche raccolte della R. commissione superiore. — Statistica medica*, parte II, vol. IV. Torino, 1849 à 1852. In-4°. M. Quetelet a également adopté cette opinion (Voy. *Sur l'homme et le développement de ses facultés*, t. II, p. 15).

(3) Voir le mémoire de M. Sistach, publié dans le 6e volume de la 3e série du *Recueil de mém. de méd., de chir. et de phar. milit.*, p. 353 à 385.

PREMIÈRE SÉRIE.

Départements ayant une forte proportion d'exemptions pour défaut de taille et une faible proportion d'exemptions pour infirmités.

	Nombre des exemptions sur 1000 examinés.	
	Taille.	Infirmités.
Ardèche.	110	171
Morbihan.	75	178
Tarn.	93	187
Côtes-du-Nord. . . .	94	203
Lozère.	89	207

DEUXIÈME SÉRIE.

Départements ayant une faible proportion d'exemptions pour défaut de taille et une forte proportion d'exemptions pour infirmités.

	Nombre des exemptions sur 1000 examinés.	
	Taille.	Infirmités.
Côte-d'Or.	27	298
Pas-de-Calais.	30	296
Ardennes.	33	355
Orne.	34	386
Aube.	34	320
Somme.	37	326
Oise.	37	370

Dans la période de 1850 à 1859, nous voyons, il est vrai, parmi les départements les mieux partagés, le Doubs occuper respectivement pour la taille et pour l'aptitude militaire les nos d'ordre 1 et 2 ; le Jura les nos 4 et 6 ; le Bas-Rhin les nos 7 et 5. Parmi les départements mal partagés,

La Haute-Loire occupe les nos 79 et 69
La Dordogne. . . . . 81 et 80
Les Hautes-Alpes. . . . . . . 84 et 85
La Corrèze. . . . . 85 et 77
La Haute-Vienne. . . . . 86 et 82

Mais, en opposition avec cette apparente solidarité entre la taille et l'aptitude militaire, voici des faits qui démontrent toute la faiblesse d'une telle hypothèse.

Ainsi, la Côte-d'Or, qui a le n° 3 pour la taille, n'a que le n° 44 pour l'aptitude militaire ; le Pas-de-Calais occupe respectivement les nos d'ordre 5 et 40 ; les Ardennes, 6 et 78 ; l'Aube, 8 et 60 ; l'Orne, 9 et 84 ; l'Oise, 12 et 81 ; preuve évidente que la taille n'implique point l'aptitude militaire.

Par contre, nous voyons parmi les départements les moins bien partagés sous le rapport de la taille :

Basses-Pyrénées	avec les nos	48 et 13
Seine.		56 et 16
Loiret..		57 et 15
Morbihan.		61 et 7
Tarn.		74 et 18

Dans la période décennale de 1850 à 1859, voici quelle a été, dans les quatre départements ci-après, la proportion des exemptions pour défaut de taille :

NORMANDIE.	Orne	35 sur mille examinés.
	Seine-Inférieure.	49
BRETAGNE.	Côtes-du-Nord.	92
	Finistère.	96

Ainsi, dans les deux départements de la Bretagne, les exemptions pour défaut de taille ont été à peu près deux fois plus nombreuses que dans les deux départements normands.

Or, pendant la même période (1850 à 1859), 1,000 jeunes gens examinés par les conseils de révision ont donné :

Dans l'Orne.	586 aptes au service.
Dans la Seine-Inférieure.	599
Dans les Côtes-du-Nord.	702
Dans le Finistère.	677

C'est-à-dire que les départements les moins bien partagés sous le rapport de la taille ont été précisément les mieux partagés au point de vue de l'aptitude militaire.

Parmi les 37 cantons de l'Yonne, nous voyons des contrastes non moins frappants. Ainsi, Saint-Florentin, qui occupe le n° 2 par la taille, n'a que le n° 31 pour l'aptitude militaire; Avallon, qui a le n° 3 pour la taille, n'a que le n° 25 pour l'aptitude militaire. En poursuivant, nous trouvons :

Noyers.	avec les nos	15 et 2
Pont-sur-Yonne.		24 et 4
Villeneuve-l'Archevêque.		29 et 14
Auxerre (ouest).		33 et 18

En résumé, on peut conclure de l'ensemble des faits qui précèdent : 1° qu'une haute taille n'implique pas une aptitude proportionnelle au service; 2° que des départements et cantons mal partagés sous le rapport de la taille peuvent être très-bien partagés quant à l'ensemble des conditions qui se rapportent à l'admissibilité au service ; 3° enfin que l'hypothèse d'une prétendue solidarité entre la taille et les infirmités est désormais insoutenable.

Après avoir constaté que la taille moyenne des jeunes gens de l'ancien département des Bouches-de-la-Meuse (Hollande) était de 1m,677, tandis que celle des jeunes gens du département des Apennins (Italie) n'était que de 1m560, M. Villermé attribue cette grande différence à ce que dans ce dernier pays « les hommes fatiguent dès leur jeune âge « et se nourrissent fort mal. » Nous admettrions cette interprétation, si la comparaison portait sur des hommes de même race et vivant, sous tous les autres rapports, dans les mêmes conditions. « Citerai-je, ajoute M. Villermé (*Op. cit.*, « p. 393), les Lapons, les Samoïèdes, les Groënlandais, les « Esquimaux, en un mot les très-petits hommes des terres « qui avoisinent le cercle arctique? Qui oserait, d'après « tout ce qui précède, affirmer que leur vie extrêmement « misérable n'a pas, à la longue, contribué à réduire leur « taille autant peut-être que l'influence directe d'un froid « excessif? »

Pour notre part, nous croyons que l'on s'est singulièrement exagéré le rôle de l'alimentation (1) dans la taille des populations, et les études anthropologiques ne peuvent tarder à faire justice de ce préjugé. « Si nous cherchons

(1) I. Geoffroy Saint-Hilaire rapporte, d'après Watkinson, « que le célèbre évêque Berkeley voulut essayer s'il ne serait pas possible, en élevant un jeune enfant suivant certains principes hygiéniques, de le faire parvenir à une taille gigantesque, et il tenta cette expérience aux dépens d'un pauvre orphelin nommé Macgrath. L'expérience réussit complétement, au moins pour le philosophe ; car le pauvre Macgrath, déjà accablé, au sortir de l'enfance, de toutes les infirmités de la vieillesse, mourut à vingt ans, victime d'un essai que l'intention louable qui l'a dicté ne saurait faire pardonner entièrement à son auteur. Macgrath avait 7 pieds anglais à seize ans, et sa croissance était loin d'être achevée : il parvint, assure-t-on, à 7 pieds 8 pouces, mesure d'Angleterre. On ne sait rien de positif sur la méthode et les procédés hygiéniques à l'aide desquels Berkeley a produit chez le jeune Macgrath ce développement excessif qui lui a été si funeste, et l'on pourrait tout au plus conjecturer, avec M. Virey, que l'usage habituel d'une nourriture et de boissons mucilagineuses, et en général de ce qu'on appelle l'alimentation relâchante, était au nombre des moyens employés par l'évêque de Cloyne. » (*Tératologie*, t. 1, p. 185 et 186.)

« les effets produits sur la taille des Américains par l'abon- « dance ou par la disette des aliments, dit A. d'Orbigny (1), « nous ne trouvons *que des faits négatifs*. Les Péruviens, « qui, de tous temps, ont eu des troupeaux et ont poussé « très-loin l'art de l'agriculture ; les Chiquitiens, toujours « cultivateurs et chasseurs, les premiers, parmi notre race « ando-péruvienne, les seconds parmi notre race pam- « péenne, sont les plus petits. De toutes les nations de leur « race respective, les Fuégiens et les Yuracarès, chasseurs « et pêcheurs montagnards, les Patagons chasseurs, sur les « plaines, sont au contraire les plus grands de tous, *et l'on « sait de combien de privations momentanées est entourée « la vie nomade et hasardeuse du chasseur, surtout dans la « Patagonie, le pays le plus stérile du monde !* De ces con- « sidérations et de beaucoup d'autres, inutiles à reproduire « ici, qu'avons-nous conclu ? Que parmi nos peuples amé- « ricains *cette influence est entièrement nulle.* »

Nous pensons aussi que, dans l'appréciation de la force des individus, on a fait jusqu'ici une trop large part à la taille, et que l'on n'a pas assez tenu compte de la race. Les chiffres que nous avons produits dans notre premier mémoire ont montré combien en général les Irlandais ont une taille inférieure à celle des Anglais et des Ecossais. Malgré cette infériorité de taille, qui s'étend très-probablement à toutes les classes de la société, M. J. Forbes, professeur à l'université d'Edimbourg, a donné la force des étudiants de 20 à 25 ans, examinés d'après le dynamomètre de Regnier, ainsi répartie selon la race (2) :

Anglais.	de 366 à 384 livres anglaises.
Écossais.	de 374 à 404
Irlandais.	de 397 à 413

Documents relatifs à la taille et à l'aptitude militaire dans d'autres Etats de l'Europe.

États sardes. — Il est digne de remarque combien la proportion des hommes de haute taille est au-dessous de

(1) *L'homme américain*. Paris, 1839, t. 1, p. 100.

(2) *Proceedings of the royal society of Edinburgh*. Janvier 1837. Ouvrage cité par M. W. Aitken, dans *On the growth of the recruit and young soldiers*. London, 1862, p. 45 et 61.

celle de la France dans un pays tout à fait voisin ; nous voulons parler des États sardes. Les comptes rendus officiels publiés en 1852 (1) sur le recrutement de l'armée sarde, donnent, en effet, les chiffres ci-après pour les recrues ayant une taille supérieure à $1^m,732$, pendant la période de 1828 à 1837 :

Divisions.	Proportion sur 10,000 recrues.	Divisions.	Proportion sur 10,000 recrues.
Coni.	568	Novare.	372
Savoie.	529	Nice.	322
Turin.	487	Aoste.	243
Alexandrie.	444		
Gênes.	405	*Le royaume.* . .	459

Ainsi, tandis que la moyenne est pour la France de 776, elle n'est pour les États sardes que de 459 ; le *maximum*, qui est pour ces derniers de 568 (Coni), s'élève en France à 1560 (Doubs) ; le *minimum* de la France, qui est de 318 (Haute-Vienne), s'abaisse dans les États sardes à 243 (Aoste). Ajoutons qu'en France la comparaison a lieu entre hommes dont le minimum de taille est de $1^m,560$, tandis que, dans les États sardes, la comparaison porte sur des hommes dont 54,218 (*la settima parte*) ont une taille inférieure à $1^m,541$.

Voici quelle a été, dès 1828 à 1837, dans les États sardes du continent, la répartition des tailles, sur un contingent de 10,000 hommes.

Répartition des jeunes gens de chaque taille sur un contingent de 10,000 hommes, de 1828 à 1837 inclusivement.

PROVINCES.	Au-dessous de $1^m,541$.	De $1^m,541$ à $1^m,626$.	De $1^m,626$ à $1^m,668$.	De $1^m,668$ à $1^m,732$.	Au-dessus de $1^m,732$.
Savoie	1415	3388	2411	2257	529
Turin	1788	3662	2133	1930	487
Cunes	1558	3780	2417	1677	568
Alexandrie . . .	1214	4080	2473	1789	444
Novare.	1498	4063	2253	1814	372
Aoste.	4026	3263	1334	1134	243
Nice	1599	4097	2184	1798	322
Gênes	1656	3843	2231	1865	405
Moyennes . . .	1599	3799	2280	1863	459

(1) *Informazioni statistiche.* Vol. IV

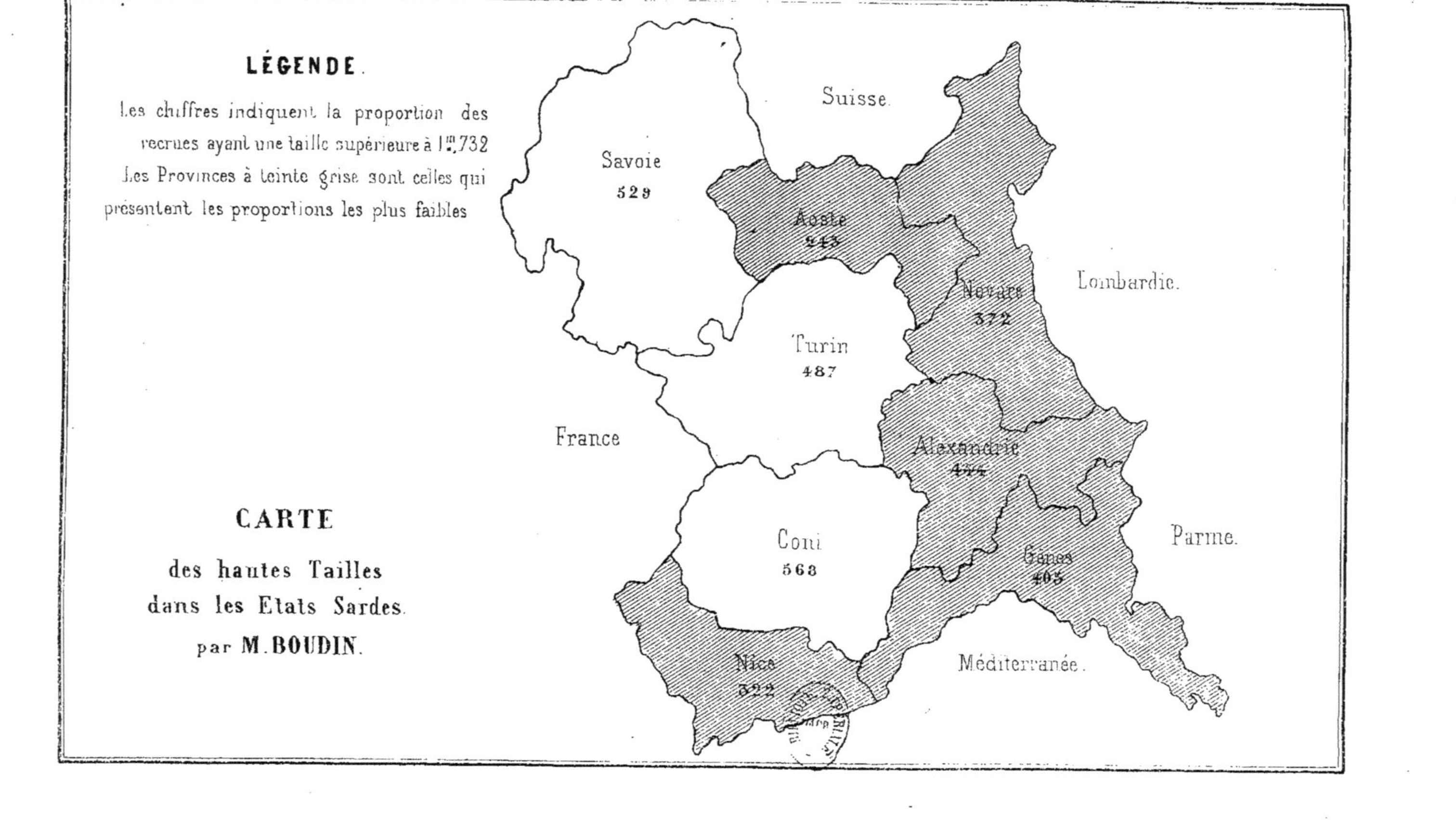
LÉGENDE.
Les chiffres indiquent la proportion des recrues ayant une taille supérieure à 1m,732
Les Provinces à teinte grise sont celles qui présentent les proportions les plus faibles
CARTE
des hautes Tailles
dans les Etats Sardes.
par M. BOUDIN.
Suisse.
Savoie
529
Aoste
243
Lombardie.
Novare
372
Turin
487
France
Alexandrie
474
Parme.
Coni
568
Gênes
405
Nice
322
Méditerranée.

En ce qui concerne l'aptitude militaire, voici les éléments de la solution du problème :

Exemptions pour infirmités.	37,690
— pour défaut de taille.	10,755
	48,445

Si l'on ajoute à ce chiffre, comme irrégulièrement admis et ayant une taille inférieure à $1^m,541$, les 54,218 hommes dont nous avons parlé, on a un total de 172,663 hommes dépourvus des conditions physiques exigées par la loi piémontaise, soit 402 hommes impropres au service sur 1000 examinés, ce qui donne un chiffre d'aptitude de 598.

La carte ci-contre, qui résume la répartition géographique de la taille et de l'aptitude militaire dans les États sardes, montre en outre que, sur quatre provinces sardes qui confinent à la France, trois appartiennent aux plus favorisées.

Belgique. — En Belgique, on a compté, de 1842 à 1850, sur 1000 examinés :

Exemptions pour défaut de taille.	134
— pour infirmités.	110
TOTAL.	244

Ce chiffre semblerait dénoter une aptitude militaire de 756 sur 1000 examinés. Mais, si l'on considère que, parmi les miliciens admis, figurent au delà d'un sixième d'individus *n'ayant pas la taille légale de* $1^m,57$ (54,062 sur 342,756 (1)), il s'ensuit que le chiffre précité de 756 sur 1000 doit être réduit d'un sixième, et que le chiffre véritable de l'aptitude militaire en Belgique est de $756 - \frac{756}{6}$, ou de 630 sur 1000 examinés.

De 1842 à 1850, les exemptions pour défaut de taille se sont élevées aux proportions suivantes :

1842 . .	132 sur 1000 examinés.		1847 . .	158 sur 1000 examinés.	
1843 . .	133	*id.*	1849 . .	121	*id.*
1844 . .	136	*id.*	1850 . .	118	*id.*
1845 . .	133	*id.*	Moyenne		
1846 . .	143	*id.*	des 8 années	134	*id.*

(1) Voy. pag. 599 des Documents officiels. — Le chiffre de 54,062 ne représente même que les tailles inférieures à $1^m,565$.

De 1842 à 1850, la moyenne annuelle des exemptions, pour défaut de taille, par provinces a été :

1	Namur	56	sur 1000 examinés.
2	Luxembourg	70	*id.*
3	Hainaut	101	*id.*
4	Brabant	122	*id.*
5	Anvers	124	*id.*
6	Limbourg	126	*id.*
7	Liége	139	*id.*
8	Flandre occidentale	163	*id.*
9	Flandre orientale	187	*id.*
	BELGIQUE	134	*id.*

Les chiffres sont ceux que donne la statistique officielle; mais ils doivent être élevés de 14 p. 100, attendu que un sixième des miliciens provisoirement admis au service n'ont pas la taille légale de 1^{m},570.

La proportion des recrues ayant une taille supérieure à 1^{m},800 a varié ainsi selon les provinces :

Limbourg	17	sur 1000 recrues.
Liége	12	*id.*
Namur	12	*id.*
Anvers	11	*id.*
Brabant	7	*id.*
Flandre occidentale	7	*id.*
Flandre orientale	7	*id.*
Hainaut	7	*id.*
Luxembourg	6	*id.*

Cette proportion a varié de la manière suivante dans les principales villes :

Anvers	20	sur 1000 examinés.	Bruxelles	10	sur 1000 examinés.
Liége	13	*id.*	Malines	9	*id.*
Louvain	13	*id.*	Tournay	9	*id.*
Mons	12	*id.*	Gand	8	*id.*
Namur	11	*id.*	Verviers	8	*id.*
Bruges	10	*id.*	Courtrai	5	*id.*

On voit que la taille est plus élevée dans les villes, considérées séparément, que dans les provinces.

Le nombre des miliciens exemptés pour cause d'infirmités a varié ainsi selon les années :

1842	101	sur 1000 examinés.	1847	118	sur 1000 examinés.
1843	99	*id.*	1849	117	*id.*
1844	103	*id.*	1850	116	*id.*
1845	107	*id.*	Moyenne	110	*id.*
1846	118	*id.*			

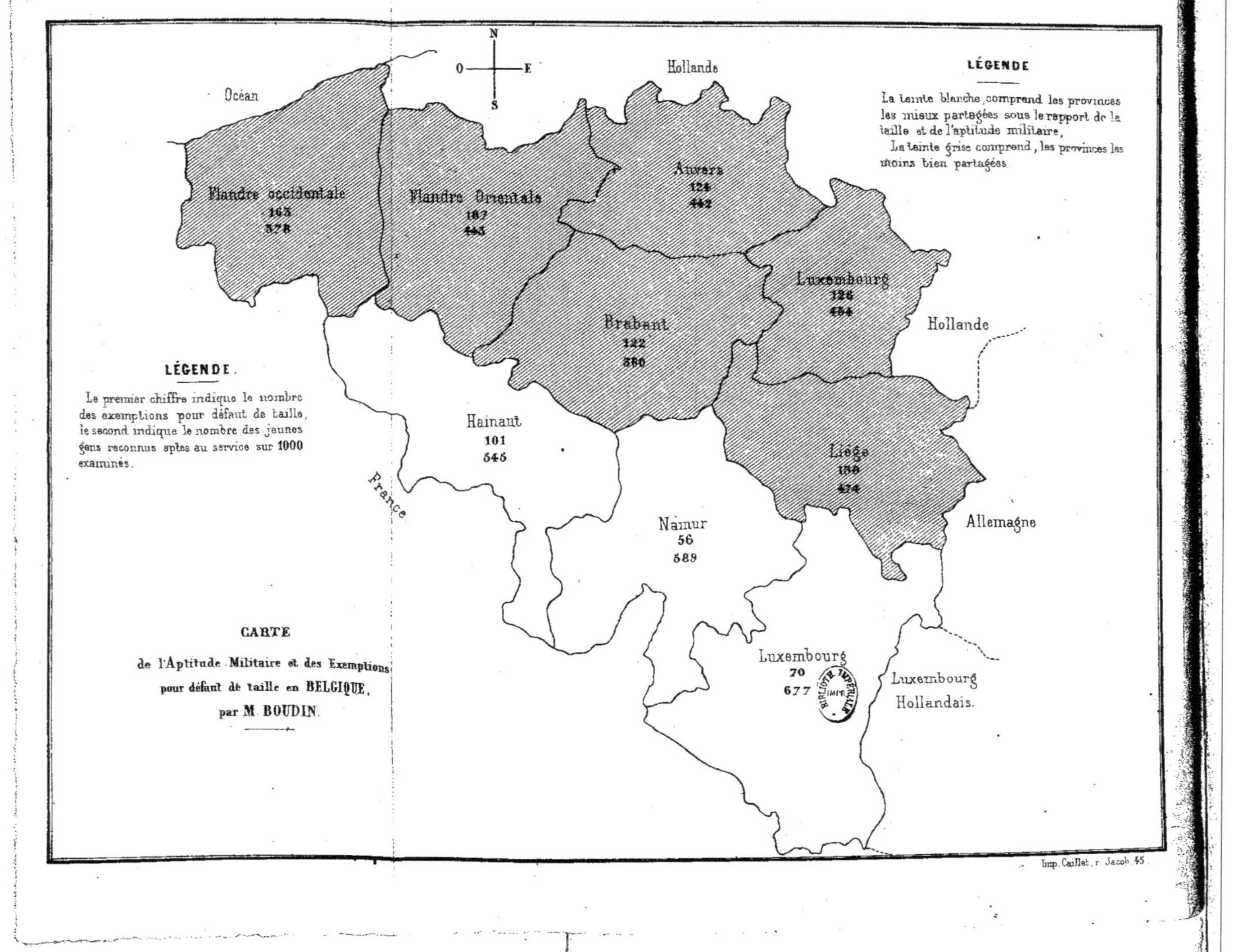

LÉGENDE
La teinte blanche, comprend les provinces les mieux partagées sous le rapport de la taille et de l'aptitude militaire,
La teinte grise comprend, les provinces les moins bien partagées.
LÉGENDE.
Le premier chiffre indique le nombre des exemptions pour défaut de taille, le second indique le nombre des jeunes gens reconnus aptes au service sur 1000 examinés.
N
O
E
S
Océan
Hollande
Flandre occidentale
163
578
Flandre Orientale
187
445
Anvers
124
442
Luxembourg
126
464
Brabant
122
560
Hollande
Hainaut
101
545
Liège
136
474
France
Namur
56
589
Allemagne
Luxembourg
70
677
Luxembourg
Hollandais.
CARTE
de l'Aptitude Militaire et des Exemptions
pour défaut de taille en BELGIQUE,
par M. BOUDIN.
Imp. Caillet, r. Jacob 45

Selon les provinces, les exemptions pour cause d'infirmités se présentent de la manière suivante :

Brabant	153	sur 1000 examinés
Flandre occidentale	146	*id.*
Limbourg	132	*id.*
Anvers	129	*id.*
Flandre orientale	102	*id.*
Liége	85	*id.*
Hainaut	68	*id.*
Namur	57	*id.*
Luxembourg	42	*id.*
BELGIQUE	110	*id.*

Dans l'armée belge, la taille des divers corps est fixée ainsi qu'il suit :

Cuirassiers	1m,72 à 1m,76.
Artillerie	1m,69 à 1m,74.
Pontonniers	1m,70 et au-dessus.
Génie	1m,65 et au-dessus.
Guides	1m,69 à 1m,71.
Chasseurs à cheval	1m,65 à 1m,68.
Lanciers	1m,65 à 1m,68.
Grenadiers	1m,72 et au-dessus.
Chasseurs-carabiniers	1m,62 à 1m,65.
Infanterie de ligne	1m,57 et au-dessus.

Sur 450,833 miliciens examinés de 1842 à 1850 inclusivement, 40,088 ont été exemptés définitivement et 198,085 provisoirement, ce qui donne sur 1000 examinés :

Exemptions définitives	107
Exemptions provisoires	439
TOTAL des exemptions	546

Ces dernières comprennent, bien entendu, les exemptions dites *légales*.

L'aptitude militaire proprement dite a varié ainsi selon les provinces :

1	Luxembourg	677	sur 1000 examinés.
2	Namur	589	*id.*
3	Hainaut	545	*id.*
4	Liége	474	*id.*
5	Flandre orientale	443	*id.*
6	Anvers	442	*id.*
7	Limbourg	434	*id.*
8	Flandre occidentale	378	*id.*
9	Brabant	360	*id.*

La carte ci-contre résume à la fois la distribution géographique de l'aptitude militaire et des exemptions pour défaut de taille dans les neuf provinces de la Belgique.

Les provinces les plus sombres sont les moins bien partagées, et un simple coup d'œil sur la carte montre que les provinces les plus rapprochées de la France, dans la proportion de trois sur quatre, sont les plus favorisées.

De 1851 à 1855 inclusivement, on a compté sur 201,790 examinés :

Exemptions définitives pour défaut de taille. . . .	13
Id. pour infirmités	12,821
Exemptions provisoires pour défaut de taille. . . .	18,960
Id. pour infirmités	10,067
TOTAL (1).	41,861

TABLEAU *des miliciens inscrits et exemptés pour divers motifs, pendant* … *provinces de*

MOTIFS D'EXEMPTION.	Anvers.	Brabant.
Miliciens inscrits.	18,165	32,553
Exemptés pour défaut de taille. . { Définitivement	»	»
Exemptés pour défaut de taille. . { Provisoirement	1,532	3,251
Exemptés pour infirmités. . . . . { Définitivement	1,449	2 563
Exemptés pour infirmités. . . . . { Provisoirement	1,377	1,900
Perte de doigts.	9	24
Pertes de dents.	4	7
Surdité et mutisme . . . . { De naissance	18	58
Surdité et mutisme . . . . { Accidentel	14	8
Cécité. . . . . { De naissance	41	7
Cécité. . . . . { Accidentelle.	8	»
Perte de membres autres que ceux qui précèdent.	84	211
Goître	5	27
Claudication	51	31
Rachitisme.	28	76
Difformités autres que les trois dernières nommées.	712	1054
Maladies des os autres que celles qui proviennent du rachitisme.	106	61
Ophthalmie	89	132
Myopie.	53	95
Maladies des yeux autres que ces deux dernières	117	298
Gale.	3	»
Teigne.	129	131
Maladies de la peau autres que ces deux dernières.	48	106
Tumeurs et humeurs (*sic*) de nature cancéreuse.	41	262
Vice scrofuleux.	196	434
Maladies de poitrine	75	110
Hernies	67	119
Epilepsie.	14	52
Gravelle et calcul vésical.	3	»
Aliénation mentale.	32	69
Maladies diverses.	231	246
Faiblesse de constitution	667	656

(1) *Documents statistiques publiés par le ministre de l'intérieur;* Bruxelles, 1857,

Il résulterait de là que la proportion des exemptions aurait été de 207 sur 1000 examinés, et celle des hommes aptes au service, de 793 sur 1000. En déduisant comme précédemment un sixième, on obtient pour chiffre réel d'aptitude 661 sur 1000.

Le tableau suivant résume, pour la période de 1851 à 1855, les motifs d'exemption du service dans chaque province :

(1) *Doc. statist. publ. par le départem. de l'intérieur.* Bruxelles, 1857, in-4°, t. 1er, chap. 3.

la période quinquennale de 1851 *à* 1855 *inclusivement, dans chacune des la Belgique.*

Flandre occidentale.	Flandre orientale.	Hainaut.	Liége.	Limbourg	Luxembourg	Namur.	Belgique.
29,570	30,332	34,421	20,582	8,729	8,903	12,535	201,790
»	»	»	»	»	»	»	»
3,710	5,190	2,007	1,869	706	326	369	18,960
2,146	2,714	1,487	1,025	469	494	505	12,852
2,199	1,968	996	543	589	172	314	10,067
58	55	81	29	19	2	19	296
7	8	7	9	4	5	1	52
42	49	41	31	13	4	9	265
14	13	4	10	4	2	6	75
4	5	5	9	3	3	3	80
»	12	1	2	11	2	1	37
141	160	59	125	43	36	90	949
15	23	31	38	4	6	11	160
125	150	89	104	61	19	49	679
108	60	48	58	20	13	7	418
937	840	242	396	143	133	150	4,607
48	82	62	38	21	161	20	599
122	259	92	53	72	11	22	852
49	35	31	44	54	10	21	392
208	255	302	60	50	77	29	1.396
3	16	»	»	1	»	»	23
146	311	71	54	50	11	20	923
57	54	2	20	5	38	4	334
61	188	6	45	10	5	6	614
489	377	272	120	127	40	64	2,119
69	79	58	26	32	4	21	474
138	156	108	114	36	34	33	805
34	15	24	17	19	6	8	189
1	44	»	»	3	1	5	57
76	49	65	19	15	1	15	341
288	524	664	42	72	55	109	2,231
1005	822	213	433	223	51	51	3,850

in-4°, t. 1, p. 154 à 169

Prusse. — Le nombre des jeunes gens examinés pendant une période de neuf années a été de 3,248,561 ; sur ce nombre, 1,029,591 ont été exemptés pour défaut de taille (*wegen untermaass*), et 1,296,841 pour infirmités, soit un total de 2,326,432 exemptés, ou 716 sur 1000 examinés. Le chiffre des jeunes gens aptes au service a donc été de 922,129 ou 2,839 sur 10,000 examinés.

D'après M. Dieterici (1), la proportion des jeunes gens reconnus aptes au service aurait été :

En 1831	de 451,0 sur 1000		En 1849	de 423,7 sur 1000
1837	389,7		1852	414,7
1840	357,5		1853	399,1
1843	374,1		1854	392,1
1846	399,6			

Pendant la même période, on aurait compté sur 100 jeunes gens inscrits (2) :

ANNÉES.	Engagés volontaires pour un an. 1	Condamnés pour avoir manqué à l'honneur ou pour s'être mutilés. 2	Impropres au service pour infirmités. 3	Ajournés pour cause d'infirmité et défaut de taille. 4	Ajournés par des considérations spéciales. 5	Absents. 6	Total des colonnes 1 à 6. 7	Propres au service. 8
1831	2,47	0,13	8,89	46,01	4,27	13,76	75,53	24,47
1837	2,53	0,10	5,89	55,14	2,90	12,29	78,85	21,15
1840	2,05	0,06	6,25	58,00	2,86	12,75	81,97	18,03
1843	1,89	0,09	6,35	56,24	2,72	13,95	81,24	18,76
1846	2,31	0,08	6,35	53,69	3,68	16,37	82,48	17,52
1849	2,55	0,12	6,50	51,13	4,95	16,33	81,58	18,42
1852	2,72	0,08	6,33	52,20	3,88	18,84	84,05	15,95
1853	2,77	0 07	6,00	54,09	3,25	19,24	85,42	14,58
1854	2,82	0,06	5,04	55,72	3,04	19,42	85,84	14,16
Moyennes	2,46	0,09	6,40	53,58	3,50	15,85	81,88	18,12

Nous résumons dans le tableau suivant la proportion des exemptions pour défaut de taille (5 pieds de Prusse), dans les huit provinces du royaume et pendant la période de 1831 à 1839 (3).

(1) *Mittheilungen des statist. Bureau's in Berlin.* VIII Jahrg, 1855, p. 334.

(2) Wappæus, *op. cit.*, t. II, p. 140.

(3) Casper, *Denkwürdigkeisen zur mediz. Statistik.* Berlin, 1846, in-8°.

Westphalie.	74,7	sur 1000 examinés.
Saxe	158,2	*id.*
Rhin	163,8	*id.*
Brandebourg	163,5	*id.*
Poméranie	264,2	*id.*
Posnanie	303,4	*id.*
Prusse.	311,4	*id.*
Silésie	339,4	*id.*
Royaume	237,4	*id.*

D'après la nouvelle organisation, la durée du service est de 7 années, dont 3 sous les drapeaux et 4 dans la réserve. Le soldat prussien, à l'expiration de cette période, passe dans la landwehr, où il sert pendant 9 ans, c'est-à-dire, jusqu'à sa 32e année, dans le premier ban et jusqu'à sa 36e, dans le second. Il fait ensuite partie de la landsturm jusqu'à sa 50e année. La recrue qui s'équipe elle-même, ne passe qu'une année dans l'armée active. L'armée active, sur le pied de paix, est de 211,778 hommes, sur le pied de guerre, de 647,073 hommes, et de 743,294 hommes avec la landwehr du deuxième ban.

Danemark.—En Danemark, on a compté de 1852 à 1856 inclusivement, sur 56,512 jeunes gens examinés, 8,509 exemptions pour défaut de taille, ou 150 sur 1000, et 18,457 exemptions pour infirmités, ou 326 sur 1000.

Autriche (1). — Dans cet empire, le nombre des jeunes gens examinés par les conseils de révision, en 1857 et 1858, a été de 1,984,780. Sur ce nombre, 996,714 ont été exemptés, dont :

278,305 pour défaut de taille.
718,409 pour infirmités.

Le nombre des jeunes gens reconnus propres au service est donc de 988,066, y compris 21,822 individus placés provisoirement dans les hôpitaux *pour y être soumis à un examen définitif.*

Il résulte de là que l'on a compté sur 1000 examinés :

140,2 exemptions pour défaut de taille.
362,0 — pour infirmités.
497,8 admissions, y compris
12,0 d'individus douteux.

(1) Wappæus, *Allgem. Revölkerungsstatistik.* Leipzig, 1861, in-8°, t. II, p. 141.

Saxe.—Dans le royaume de Saxe, le nombre des jeunes gens examinés dans les trois années de 1849 à 1851, a été de 117,023; celui des exemptés pour défaut de taille, de 24,805, ou de 211 sur 1000 examinés; 61,909 ont été exemptés pour infirmités, ou 530 sur 1000.

Les opérations du recrutement des années 1852, 1853 et 1854, ont donné les résultats suivants sur l'aptitude dans les diverses professions (1).

PROFESSIONS (1).	NOMBRE des examinés.	RECONNUS aptes sur 1000 examinés.
Agriculteurs, domestiques, journaliers, chasseurs.	16,749	297
Mineurs	196	290
Meuniers	1,208	315
Boulangers, confiseurs	953	268
Bouchers	789	395
Pêcheurs	21	476
Brasseurs	168	446
Tailleurs	1,446	133
Cordonniers	2,455	188
Chapelliers	115	191
Barbiers, coiffeurs	84	130
Tailleurs de pierre	80	300
Tuiliers	38	210
Maçons	1,316	353
Couvreurs	75	226
Ramoneurs	60	283
Charpentiers	941	391
Potiers	158	190
Menuisiers	984	201
Serruriers	419	186
Peintres en bâtiments	63	158
Maréchaux-ferrants	850	316
Horlogers	85	70
Cordiers	174	195
Relieurs	178	89
Tisserands	6,638	184
Teinturiers	105	247
Tanneurs	120	316
Fabricants de cigares	350	168
Pharmaciens	67	44
Imprimeurs	180	94
Cochers	1,540	293
Instituteurs	206	43
Etudiants des Universités et candidats	439	129
Collégiens, séminaristes	377	66
Musiciens	133	173

(1) L'ordre suivi dans le document allemand dont nous avons extrait ce tableau, est l'ordre alphabétique.

(1) Oesterlen, *Zeitschrift für Hyg. med. Statist. und Sanitätspozilcy.* Tubingen, 1860, in-8°, t. 1er, p. 377.

Armée anglaise. — Le recrutement s'effectue dans plusieurs districts dont 5 sont en Angleterre, 2 en Ecosse et 3 en Irande. Un officier inspecteur, un chirurgien-major, un adjudant, un payeur, et un ou plusieurs officiers surintendants sont attachés à chacun de ces districts. Quand un régiment a besoin de remplir son cadre, il envoie dans une de ces circonscriptions, sous les ordres d'un sous-officier (*non commisionned officer*), les soldats recruteurs jugés nécessaires. L'engagement se fait pour la vie. Il a été question de substituer un service limité à cet engagement; mais sur 14 officiers-généraux appelés à donner leur opinion sur cette matière 7 se sont prononcés pour le maintien du système existant, 6 pour son abolition et 1 resté dans le doute. Le principal argument à l'appui de l'enrôlement à vie paraît être la grande dépense qui résulterait du renvoi des hommes en Angleterre, du fond des stations militaires si éloignées de la métropole.

Le tableau suivant résume d'après M. Marshall le nombre des hommes examinés, admis ou refusés dans un des districts de recrutement pendant une période de quatre années.

	Examinés.	Admis.	Refusés.	Proportion des hommes refusés sur 1,000 examinés.
Villes.	8,281	5,724	2,557	31
Campagnes.	5,668	5,193	475	8,7
Totaux et moyennes . .	13,949	10,917	3,032	21,8

Ainsi la proportion des hommes refusés est un peu plus d'un cinquième; elle se montre quatre fois plus considérable dans les villes que dans les campagnes.

L'armée anglaise ne se recrutant que par engagements volontaires, les faits qui la concernent ne comportent aucune déduction : mais il résulte des autres documents qui précèdent, que les exemptions pour défaut de taille, sur 10,000 examinés, suivent la marche croissante ci-après dans sept états de l'Europe :

	Exemptés pour défaut de taille.	Ayant la tail légale.
France	587	9413
Belgique	1340	8660
Autriche	1402	8598
Danemark	1506	8494
Piémont	1954	8046
Saxe	2119	7881
Prusse	2374	7626

Sur un contingent de 1,000 recrues, on compte en Belgique 166 hommes au-dessous de 1m,560, c'est-à-dire au-dessous du minimum de la taille légale française. Sur le même contingent, on compte dans les Etats Sardes, 159 hommes au-dessous de 1m,541, c'est-à-dire de 19 millimètres au-dessous du minimum de notre taille. Voilà pour les petites tailles. En ce qui concerne les hautes tailles, la proportion des recrues ayant une taille supérieure à 1m,732 sur un contingent de 1,000 hommes, est en France de 77,6 ; il n'est dans les Etats Sardes, que de 45,9. Et n'oublions pas qu'en France le minimum de taille du contingent est de 1m,560, tandis qu'il est pour les Etats Sardes *au-dessous* de 1m,541. En Belgique (où la taille de 1m,732 n'est point mentionnée particulièrement), la proportion de recrues d'une taille supérieure à 1m669 n'est portée qu'à 31,7 sur un contingent de 1,000 hommes, c'est-à-dire qu'elle n'atteindrait pas même la moitié de la proportion de nos hommes de 1m,732.

Nous manquons de documents pour établir des comparaisons avec les autres armées européennes qui se recrutent par voie de tirage au sort. Quant à l'armée anglaise, elle ne se recrute que par des engagements volontaires, et l'on comprend dès lors que sa composition, au point de vue de la taille, ne pourait donner une idée de la taille moyenne des jeunes gens parvenus à l'âge de notre recrutement.

En ce qui concerne l'aptitude militaire, les documents que nous avons exposés établissent que, sur 1,000 examinés, la proportion des jeunes jens aptes au service suit la marche croissante ci-après :

Saxe	1845 à 1854 inclusivement.	259
Prusse	9 années.	283
Autriche	1857 et 1858	497
Danemark	1852 à 1856 inclusivement.	522
Etats sardes	1827 à 1838 *id.*	598
Belgique	1842 à 1858 *id.*	630
France	1858 à 1860 *id.*	682

En d'autres termes, pour avoir 1,000 soldats, il faut :

Français	1466	Autrichiens	2013
Belges	1587	Prussiens	3533
Sardes	1672	Saxons	3861
Danois	1915		

Nous ferons remarquer que ces chiffres se déduisent rigoureusement des documents officiels que nous avons consultés, et nous ajouterons qu'un des statisticiens les plus distingués de l'Allemagne, M. le professeur Wappæus, de Gœttingue, qui s'est livré à une comparaison semblable à la nôtre entre la France et la Prusse, s'est trouvé contraint de reconnaître « qu'un nombre égal de jeunes hommes de « 20 à 25 ans, représente en France une force militaire « (*Wehrkraft*) beaucoup plus élevée qu'en Prusse (1). » Le savant professeur nous fait même l'honneur d'admettre « qu'en moyenne (*durchschnittlich*) le soldat français « possède physiquement tout autant d'aptitude militaire « (*Kriegstüchtigkeit*) que le soldat prussien (2). »

On verra par les deux tableaux suivants combien la France est encore privilégiée sous le rapport de la composition de sa population, considérée au point de vue de l'âge.

Composition de la population sur 10,000 habitants au point de vue de l'âge.

	France.	Pays-Bas.	Prusse.	Hanovre.	Saxe.	Wurtemberg.
De 0 à 14 ans.	2554	3128	3506	3491	3146	3185
De 14 à 60 ans.	6431	6102	5904	6101	6140	6058
Au delà de 60 ans.	1015	770	590	708	714	757

Ainsi la France occupe le premier rang en ce qui concerne l'âge réellement productif, celui de 14 à 60 ans.

On sait combien tout égal, d'ailleurs, la populatien rurale est supérieure à celle des villes au point de vue du recrutement. Voici quelle est dans six états d'Europe la

(1) *Dass eine gleiche Anzahl junger Männer im Alter von 20 bis 25 Jahr in Frankreich bedeutend mehr Wehrkraft repräsentirt, als in Preussen*, (Op. cit., t. II, p. 73.)

(2) *Dass durchschnittlich der französische Soldat physisch eben so kriegstüchtig ist, als der preussische.*

proportion des habitants des campagnes sur 1,000 habitants :

		Population rurale.	
Grande-Bretagne	(1851)	496	sur 1000 habitants.
Pays-Bas	(1859)	638	*id.*
Saxe	(1855)	645	*id.*
Bavière	(1852)	692	*id.*
Prusse	(1855)	719	*id.*
France	(1856)	726	*id.*

En ce qui concerne la vie moyenne ; voici sa répartition d'après M. Wappæus :

Vie moyenne.

	Années.
France	31,0
Belgique	28,6
Etats pontificaux	28,1
Danemark	27,8
Pays-Bas	27,7
Suède	27,6
Norwège	27,5
Etats sardes	27,2
Grande-Bretagne	26,5
Irlande	25,3
Etats-Unis	23,1

Nous terminerons cet exposé, par le tableau suivant, dans lequel nous avons résumé, d'après M. Legoyt (1), l'effectif des armées européennes, comparé au chiffre de la population, ainsi que la dépense par soldat, d'après des documents officiels les plus modernes.

(1) *Annuaire encyclopédique de* 1863, art. ARMÉES EUROPÉENNES.

PAYS.	EFFECTIF approximatif, en 1863.	HABITANTS pour 1 soldat.	DÉPENSES par soldat.
			fr.
Allemagne	178,576	95	463
Autriche	467,214	75	720
Belgique	40,115	117	804
Espagne	120,000	129	1,046
États Romains	8,845	77	500
France	515,349	73	1,341
Grèce	10,921	100	498
Hollande	59,431	60	791
Italie	314,285	70	1,049
Prusse	214,482	86	738
Royaume-Uni	300,828	97	2,231
Russie	1,000,285	64	529
Danemark	50,000	105	357
Suède	67,867	56	252
Norwège	18,157	79	465
Turquie	429,000	91	380
Roumanie	20,000	200	333
Serbie	2,500	394	357
Totaux et moyennes	3,815,487	76	843

Résumé et conclusions.

1° Les exemptions pour défaut de taille ont subi en France, depuis trente ans, une très-notable diminution, et la classe de 1860, comparée à celle de 1831, présente une diminution de TROIS MILLE DEUX CENT QUATRE-VINGT-DIX HOMMES sur 100,000 jeunes gens examinés ;

2° Dans la période de 1850 à 1859, le *minimum* départemental des exemptions était de 22 exemptions sur 1000 examinés (Doubs) ; le *maximum*, de 176 sur 1000 examinés (Haute-Vienne) ;

3° Si l'on compare la période de 1837 à 1849 avec celle de 1850 à 1859, on constate que le nombre des exemptions pour défaut de taille est resté stationnaire dans 4 départements, qu'il a augmenté dans 19 et diminué dans 63 ;

4° La proportion des jeunes gens ayant une taille supérieure à 1m,732 (taille de cuirassier) sur un contingent de 10,000 recrues, est au-dessous de 5 pour 100 dans 18 départements ; elle est de 5 à 10 dans 48 ; et elle s'élève à plus de 10 pour 100 dans 20 départements ;

5° Le *minimum* des hautes tailles dont il s'agit correspond à la Haute-Vienne (305 sur 10,000) ; le *maximum* correspond au Doubs (1560 sur 10,000) ;

6° On peut attribuer la diminution des exemptions pour défaut de taille à ce que les hommes grands ont pris une plus large part à la procréation depuis la cessation des guerres du premier empire ;

7 Une taille supérieure à 1^{m},895 ne s'est rencontrée que dans 18 départements; une taille supérieure à 1^{m},922 dans 5 seulement;

8° L'examen du poids du soldat a donné les résultats suivants :

	Poids.	Taille.
Cipaye de la province de Madras.	50^{k},397	1^{m},681
Cipaye de la province de Bengale.	58^{k},438	1^{m},733
Soldat français (chasseur à cheval de la garde).	64^{k},500	1^{m},679

9° La distribution géographique de la taille dépend, avant tout, de la race, comme le montrent à l'évidence nos cartes sur les exemptions pour défaut de taille et sur la répartition des hautes tailles en France ;

10° Le nombre des exemptions pour défaut de taille en Belgique (1841 à 1850) est : de 187 dans la Flandre orientale, de 56 seulement dans la province de Namur ;

11° En Prusse (1831 à 1839), le nombre des exemptés pour défaut de taille a été :

En Silésie, de 339 sur 1000 examinés,
En Westphalie, de 74 ; *id.*

12° En Angleterre, une taille supérieure à 1^{m},720 se trouve : chez 2317 Ecossais sur 10,000 recrues,
1903 Anglais,
1707 Irlandais ;

Une taille supérieure à 1^{m},820 :
Chez 115 Ecossais,
60 Anglais,
28 Irlandais.

13° L'aptitude militaire est indépendante de la taille. Ainsi, les exemptions pour défaut de taille se répartissent ainsi (de 1850 à 1859) dans deux des anciennes provinces de la France (1) :

BRETAGNE.	Proportion des exemptions sur 1000 examin.	NORMANDIE.	Proportion des exemptions sur 1000 examin.
Finistère	96	Eure	42
Ille-et-Vilaine	79	Calvados	54
Morbihan	76	Seine-Inférieure	49
Côtes-du-Nord	92	Manche	46
Loire-Inférieure	52		
Moyenne	75	Moyenne	47

Sur un contingent de 10,000 hommes, les recrues ayant une taille supérieure à 1^{m},732, se trouvent ainsi réparties (classes de 1836 à 1840) :

Finistère	344	Eure	791
Ille-et-Vilaine	353	Calvados	858
Morbihan	432	Seine-Inférieure	881
Côtes-du-Nord	434	Manche	1089
Loire-Inférieure	661		
Moyenne	444	Moyenne	904

En opposition avec cette répartition de la taille, toute à l'avantage des départements de la Normandie, l'aptitude militaire se répartit ainsi :

BRETAGNE.	Proportion des hommes aptes au service sur 1000 examinés.	NORMANDIE.	Proportion des hommes aptes au service sur 1000 examinés.
Finistère	677	Eure	626
Ille-et-Vilaine	668	Calvados	706
Morbihan	745	Seine-Inférieure	599
Côtes-du-Nord	702	Manche	642
Loire-Inférieure	733		
Moyenne	705	Moyenne	643

15° Le nombre des jeunes gens reconnus aptes au service, qui était, pour la France, de 619 sur 1000 examinés de 1837 à 1849, s'est élevé à 674 sur 1000 pendant la période de 1850 à 1859 ;

16° Les maxima et les minima d'aptitude sont représentés dans les deux périodes, ainsi qu'il suit :

(1) Nous retranchons le département de la Vendée de la Bretagne, et le département de l'Orne de la Normandie, parce que ces deux départements n'appartenaient respectivement qu'en partie aux deux provinces dont il s'agit.

	1837 à 1849.	1850 à 1859.
Maximum. —	Morbihan. 745	Corse. 779
Minimum. —	Dordogne. 493	Charente-Inférieure. 558

17° Les exemptions pour défaut de taille suivent dans sept États de l'Europe la marche croissante ci-après :

France.	58,7	sur 1000 examinés.
Belgique.	134,0	
Autriche.	140,2	
Danemarck.	150,6	
États-Sardes.	195,0	
Saxe.	211,0	
Prusse.	237,4	

18° L'aptitude militaire dans les mêmes États présente la marche croissante suivante :

Saxe.	259	aptes sur 1000 examinés.
Prusse.	283	
Autriche.	497	
Danemarck.	522	
États-Sardes.	598	
Belgique.	630	
France.	682	

19° L'utilité de la fixation d'un *minimum* de taille pour l'admission au service nous paraît très-contestable, et nous pensons qu'il y aurait même avantage à abandonner aux conseils de révision le droit de décider sur ce point lors que l'homme présente d'ailleurs toutes les autres conditions d'aptitude.

20° Si cependant l'on maintenait le principe d'un *minimum* de taille, il y aurait lieu de le modifier selon les régions. En effet, de même que la grande différence de la taille moyenne dans les divers Etats de l'Europe exclut l'idée d'adopter pour tous le même *minimum*, de même il y aurait lieu de varier en France le *minimum* selon les départements, et même selon les cantons, en s'attachant avant tout à l'aptitude militaire.

21° En présence de la grande inégalité de l'aptitude militaire dans les départements et à plus forte raison dans les cantons, nous pensons qu'il serait conforme à la justice de répartir désormais le contingent d'après l'aptitude militaire de chaque canton, aptitude qui serait fixée chaque

TABLEAU

du nombre des jeunes gens reconnus aptes
au service sur 1000 examinés, dans
Sept Etats de l'Europe.

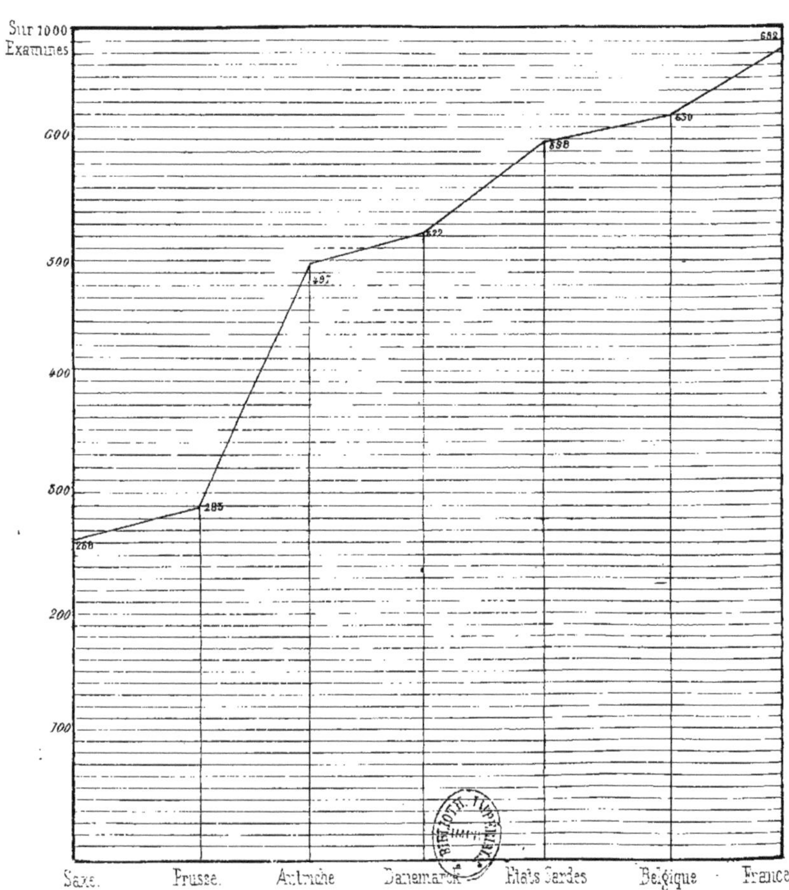

TABLEAU

du nombre des jeunes gens exemptés pour défaut de taille sur 1000 examinés, dans sept Etats de l'Europe.

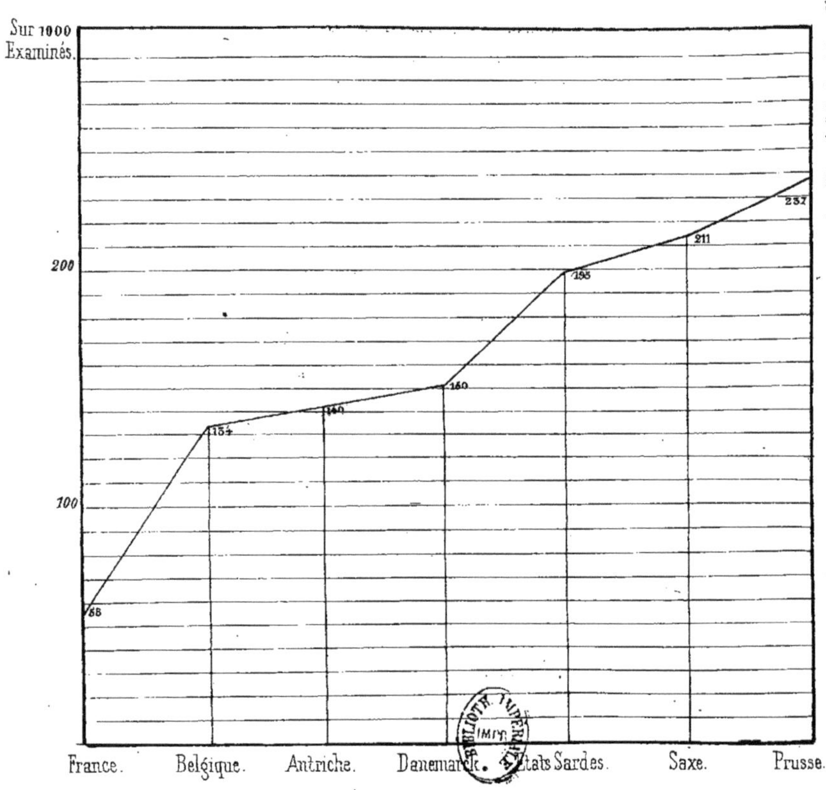

année d'après la moyenne des jeunes gens reconnus aptes au service, sur 1,000 examinés, pendant les dix classes précédentes. D'après ce système, la Charente-Inférieure ayant, pendant la période de 1850 à 1859, fourni 558 hommes aptes au service sur 1,000 examinés, alors que le Doubs en a fourni 779, il s'ensuivrait que, sur un même nombre de jeunes gens *inscrits*, le premier de ces départements aurait à fournir $\frac{558}{1000}$ et le second $\frac{779}{1000}$.

22° L'adoption de ce mode de répartition du contingent par canton, aurait le grand avantage d'égaliser les chances du tirage au sort sur toute la surface de la France, et d'assurer la bonne composition des générations futures en permettant aux hommes grands et robustes de prendre partout une part égale à la procréation, égalité manifestement compromise par le mode de répartition actuellement en vigueur.

FIN.

www.ingramcontent.com/pod-product-compliance
Ingram Content Group UK Ltd.
Pitfield, Milton Keynes, MK11 3LW, UK
UKHW020156200726
13856UKWH00003B/1021